乌司他丁
在急危重症救治中的应用与分析

景炳文　编著

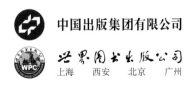

中国出版集团有限公司

世界图书出版公司

上海　西安　北京　广州

图书在版编目(CIP)数据

乌司他丁在急危重症救治中的应用与分析 / 景炳文
编著 . — 上海:上海世界图书出版公司,2023.4
ISBN 978-7-5232-0279-1

Ⅰ.①乌… Ⅱ.①景… Ⅲ.①药物–临床应用–急性
病–诊疗②药物–临床应用–险症–诊疗 Ⅳ.
①R459.7

中国国家版本馆CIP数据核字(2023)第048599号

书　　名　乌司他丁在急危重症救治中的应用与分析
　　　　　Wusitading zai Jiweizhongzheng Jiuzhi zhong de Yingyong yu Fenxi
编　　著　景炳文
责任编辑　李　晶
装帧设计　南京展望文化发展有限公司
出版发行　上海世界图书出版公司
地　　址　上海市广中路88号9–10楼
邮　　编　200083
网　　址　http://www.wpcsh.com
经　　销　新华书店
印　　刷　杭州锦鸿数码印刷有限公司
开　　本　889 mm × 1194 mm　1/16
印　　张　11
字　　数　300千字
版　　次　2023年4月第1版　　2023年4月第1次印刷
书　　号　ISBN 978–7–5232–0279–1/R · 658
定　　价　280.00元

ISBN 978-7-5232-0279-1
9 787523 202791 >

主 编 介 绍

景炳文教授，主任医师，男，1933年3月出生于浙江海盐，中共党员。1950年12月浙江嘉兴省立中学就读高中二年级期间参加人民解放军进入浙江军区军政干校学习医学，1952年浙江医学院进修生化专业，1953年南京第七军医中学任生理生化教员，1957年考入重庆第七军医大学（现为第三军医大学）医疗系学习，1962年毕业后任福州军区卫校内科教员，1970年调至江西鹰潭解放军184医院内科任副主任，其间曾在上海肿瘤医院放射科学习3个月，瑞金医院心内科进修1年，仁济医院心外科（主要从事体外循环术中术后监测救治）6个月，1977年调入福州军区总医院任心内科副主任，兼任杨成武司令员、李志民政委两位老上将的保健工作。1979年担任

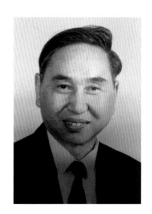

景炳文教授拍摄于1993年

具有历史意义的中央工作会议和十一届三中全会的保健工作。1980年在北京阜外医院参观进修1年。1983年调入第二军医大学附属长征医院，从事心血管内科。1986年组建重症监护病房（ICU），从事急、危、重症临床与科研工作。先后赴美、加、德、日、法、比利时和以色列等国参加国际医学会议并与国外同行进行学术交流。曾担任中华急诊医学会副主任委员、危重病医专业组组长，全军急救医学专业委员会副主委、上海市急诊、ICU质量控制中心主任，享受国务院政府特殊津贴。

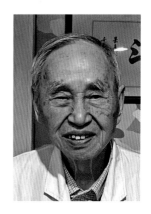

景炳文教授2023年近照

景炳文教授主要从事急危重病医学，20世纪80年代中期率先在上海开设综合性ICU，紧紧围绕危重病开展工作。开通快速急救"绿色通道"，实行急诊与ICU"一科二室"的理念，即急救科前沿阵地为急诊部抢救室、后方基地为全院综合性ICU，以减少医疗环节，缩短就诊时间，有利于提高救治成功率；逐步发展为院内急诊抢救与

ICU一体化救治"长征模式"，为全国急危重病救治体制的建立和完善提供重要参考依据。以此为基础形成的学科运行模式适合中国国情，有利于学科发展和人才建设，有利于院内急危重伤患者救治。景炳文教授既有较高理论水平，又有丰富临床实践经验，尤其在心肺脑复苏、难治性休克、多器官功能障碍综合征（MODS）、多器官功能衰竭（MOF）、多发伤、复合伤等危重病诊治水平在国内领先，经常应全国各地医疗机构邀请会诊，抢救复杂疑难危重患者并获得好评。先后招收研究生15名，探索亚低温、高压氧、乌司他丁等对心肺脑复苏中脑细胞保护及功能恢复。他对MODS和MOF、消化道功能失调造成肠源性感染和免疫功能障碍等防治都很有研究。他在危重病领域率先应用中药生大黄对胃肠功能防治做了系列基础研究和临床实践，取得了理想效果，为中医药在急危重病急救治疗的应用开辟了一条新途径，获军队科技进步二等奖、三等奖和上海市优秀发明奖；MOF临床救治水平在国内领先并获医学进步奖；其具有特殊意义的"急性放射病综合救治成果"获军队科技进步一等奖。景炳文教授从业以来，对急危重患者救治有诸多创新亮点，如对危重患者中的毛细血管渗漏综合征采用"三步疗法"，即采用大剂量乌司他丁修复毛细血管内皮细胞，起到"堵漏"作用；快速静脉滴注大剂量白蛋白，将血管外液回入血管内，起到"拉水"作用；呋塞米或连续性肾替代治疗（CRRT）起到将血管内多余液体排出体外的"排水"作用。在危重患者救治中获得明显临床疗效，并发表专著在国内外乃属首创。先后发表论文80余篇，著有《急症急救学》《急诊医学》《急危重病例救治与分析》《毛细血管渗漏综合征》等；并参与《交通医学》《灾害医学》《现代急诊医学》《急症内科学》《内科诊疗常规》《危重病急救手册》等书的编写。曾任《中华急诊医学杂志》《中国急救医学》《中华危重病急救医学》《内科急危重症杂志》《中国实用内科杂志》《岭南急诊医学杂志》等杂志的副主编或编委。20世纪80年代中期开始，景炳文教授全身心投入学科的建立并致力于其发展。景教授为救治危重伤患者，经常连续数日以科为家，成功救治"南国酒家事件"重伤特警、"丽晶酒家煤气爆炸"批量重伤员；参与学校"625"核放射事故重伤员救治。景教授率先垂范，为扩大和提升急救科在院内外的影响奠定了重要基础，也为医护人员树立了学习的楷模。景教授享有较高的知名度和学术威望，为我国急诊与危重症医学的发展做出了贡献。

前　言

　　乌司他丁（Ulinastain, UTI）为尿蛋白酶抑制剂，是来源于人体的一种糖蛋白，在血液中参与炎性反应的调节，属于先天免疫相关物质，具有抑制白细胞过度激活，保护血管内膜，抑制血管通透性增加作用，临床上常作为急性炎性反应治疗药物。从健康或人男性尿中提取的糖蛋白其核心作用抗炎，抑制各种蛋白水解酶。说明书推介治疗急性胰腺炎，及辅助治疗脓毒症重危患者。笔者从事应用乌司他丁已有三十余年的临床体会，常采用剂量为每天200～400万单位，未发现不良反应，而对毛细血管渗漏综合征有良好反应，尤其对心、肺、脑等损害救治可取得良好疗效，尤其对脑干出血死亡率的疾病疗效甚高。笔者采用"无创三步疗法"，所治病人，大多救活成功。治疗方法是，采用药物降低血压至150/90为第一步，第二步采用大剂量乌司他丁每日400单位、白蛋白20克每日2次快速输完，第三步强化高压氧舱每日2次治疗，加速脑功能恢复，经治三十余例濒死病例大多救活、苏醒，这是一个成功的尝试，供参考，故笔者提出乌司他丁用药要早，剂量适当要大，疗程可缩短，由于该药中衰期40分钟，开始冲击疗以100万单位半小时输完，使该药血浓度达有效性而后连续性24小时输入，不能突然停药，否则可发生"反跳"，甚至死亡。笔者在以下18种类危重病均使用该药，供参考。（1）重症急性胰腺炎；（2）心肺脑骤死复苏；（3）各类休克尤其感染性休克救治；（4）各器官功能衰弱；（5）多发伤复合伤，大手术后；（6）脂肪栓塞综合征（FES）；（7）脑干和其他脑部出血救治；（8）脏器移植辅助治疗；（9）药物中毒救治；（10）中暑热射病救治；（11）高度坠落伤，神经源性肺水肿，各类毛细血管渗漏综合征；（12）脓毒征与毛细血管渗漏综合征；（13）严重枪击伤并发毛细血管渗漏综合征；（14）各类毛细血管渗漏（三步疗法）；（15）横纹肌溶解综合征；（16）溺水心脏骤停救治；（17）各类输液反应救治；（18）各种过敏反应救治。

景炳文

上海长征医院

2022 年 3 月 25 日

目　　录

理论篇

1. 乌司他丁在急危重症临床应用的进展 / 003
2. 毛细血管渗漏综合征的"三步疗法" / 008

救治案例篇

1. 全麻拔管过早，缺氧引起心搏骤停 / 021
2. 年轻溺水者，血液稀释低渗处理 / 023
3. 家族性心肌病，心搏骤停66分钟复苏成功 / 025
4. 羊水栓塞 / 027
5. 麻醉意外心搏骤停，大剂量肾上腺素（108 mg）救治成功 / 029
6. 车祸创伤失血性休克 / 031
7. 输液反应感染性休克 / 033
8. 围手术期急性心肌梗死、心源性休克，溶栓抗凝治疗指征 / 035
9. 煤气爆炸伤，毛细血管渗漏，创伤性休克 / 037
10. 车祸多发伤引起脓毒症MODS / 038
11. 腹部伤，总胆管横断，胆瘘 / 041
12. 胸腹联合伤 / 043
13. 急性重症胰腺炎的手术时机 / 046
14. 重症胰腺炎的非手术治疗 / 049
15. 重症胰腺炎，肠梗阻膈下脓肿 / 051
16. 创伤性湿肺处理"三多三少" / 053
17. 严重多发伤（脑、胸、腹、骨盆、脊柱）/ 055
18. 多发伤并发脂肪栓塞综合征（FES）/ 058

19. 车祸多发伤肺出血严重低氧血症 / 062

20. 脑干伤救治成功 / 065

21. 重症胰腺炎并发 ARDS / 067

22. 神经源性肺水肿 / 069

23. 金葡菌脓毒症 MODS / 071

24. 输液反应脓毒症 / 075

25. 食用生黑木耳后引起肺毛细血管渗漏 / 077

26. 坠落伤，全身毛细血管渗漏（SCLS）/ 082

27. 结肠癌小肠粘连穿孔，粪性腹膜炎产生 / 085

28. 自身免疫溶血性贫血 / 087

29. 肝硬化肝移植的时机 / 089

30. 一氧化碳中毒存活，智力恢复良好 / 091

31. 硫化氢中毒 / 094

32. 二氧化碳泄漏中毒，窒息，呼吸、心搏骤停 / 101

33. 甲胺磷中毒 / 105

34. 热射病救治 / 107

35. 中暑并发 MODS / 109

36. 中暑后发生真菌性出血性肠炎休克 / 114

37. 体外膜肺氧合在 CPR 中的应用 / 116

38. 甲型 H1N1 流感重症病例，肺毛细血管渗漏 / 119

39. 冲击性横纹肌溶解症致肌毛细血管渗漏 / 123

40. 癫痫诱发肺毛细血管渗漏 / 130

41. 6 例群体 H_2S 中毒 / 133

42. H_2S 泄漏中毒救治成功，肺、脑毛细血管渗漏 / 136

43. 吸入二氧化氮气体引起肺毛细血管渗漏 / 142

44. 特重型急性爆发性胰腺炎并发毛细血管渗漏 / 146

45. 重症胰腺炎早期处理的重要性 / 150

46. AMI 伴休克，合并感染性休克，毛细血管渗漏 / 153

47. 脂肪栓塞综合征 / 156

48. 急性肺梗塞误诊为脂肪栓塞 / 159

49. 严重烧伤低氧血症的处理 / 161

50. 创伤后出现急性心肌梗死的处理 / 163

51. 心脏骤停 42 分钟，心肺脑复苏 / 165

52. 心肺脑救治成功 / 167

乌司他丁
在急危重症中的应用 ｜ **理论篇**

1 乌司他丁在急危重症临床应用的进展

景炳文

乌司他丁（ulinastatin, UTI）是从人尿液中提取精制而成的糖蛋白，分子质量为67 000 Da，能抑制胰蛋白酶、α-糜蛋白酶、透明质酸酶、弹性蛋白酶、组织蛋白酶G等多种水解酶的活性。UTI分子中还具有与细胞膜受体识别和结合的位点，加上第10位丝氨酸上带负电荷的硫酸软骨素糖链，使其表现出稳定细胞膜和溶酶体膜的生理功能。UTI静脉给药半衰期约为40分钟，不与血浆蛋白结合，给药后在肾脏与肝脏迅速积累，5分钟达到峰值；主要通过肾脏排泄，给药后12 h，通过尿和粪便的排泄率分别为73.0%和2.3%，72 h达到83.0%和4.1%，30分钟时主要以原形排泄，4小时尿中几乎全部为降解产物。

目前全球市场上销售的UTI成品制剂有日本持田制药公司的Miraclid，以及国内广东天普生化医药股份有限公司的天普洛安，剂型分别为水针和冻干粉针，以下均统称UTI。现就国内外对该药的基础和临床研究做一简要综述。

1. UTI的药理作用

1.1 抑制过度的炎症反应：UTI对创伤和疾病状态下释放至血液中的大量水解酶具有明显的抑制作用，减轻水解酶对正常组织器官的伤害，消除致炎因子，缓解炎症反应。据报道，UTI对单核/巨噬细胞、中性粒细胞过度释放的炎性介质有抑制作用。Tani等报道UTI可以明显改善脓毒性休克犬1周存活率。Okano等观察到UTI对脓毒症动物血流动力学、花生四烯酸级联代谢产物及肺表面活性物质有改善趋势。Htwe等在盲肠结扎穿孔术（CLP）诱导革兰阴性（G^-）菌败血症小鼠中观察到脂质过氧化反应明显减弱。

1.2 改善循环与器官灌注：UTI可阻断缺血/再灌注时钙超载所致的磷脂酶激活途径，保护细胞膜；抑制内皮细胞黏附分子表达的过度升高，改善白细胞嵌塞所引发的毛细血管堵塞、血管通透性增加等病理变化；抑制炎症反应所致前列腺素H2合酶-2（PHS-2）表达过度升高，降低血栓素B_2（TXB_2）浓度，维持内源性血管活性物质的平衡。UTI还能抑制心肌抑制因子（MDF）的生成，减少脏器缺血。

1.3 对组织器官的保护作用：UTI能抑制由水解酶、过度炎症反应、缺血和缺氧等造成的对健康组织细胞的损害，显示了确切的脏器保护作用。

1.3.1 保护心肌细胞，减轻缺血/再灌注损伤：Cao等在兔心脏温血灌注模型中研究了UTI对心肌的保护作用，结果显示UTI组心肌收缩性改善，冠状动脉（冠脉）内皮损伤减轻。Masuda等报道，UTI能抑制心肌细胞线粒体氧化磷酸化能力的减弱，维持线粒体功能，较快恢复细胞能量供应。

1.3.2 保护脑细胞，减少脑细胞凋亡：Nagai等报道，UTI能减少缺血对运动神经传导速率（MNCV）的影响，并能抑制延迟性神经细胞死亡。国内学者亦观察到使用UTI预防和治疗能减轻脑组织水肿，阻止脑细胞凋亡。

1.3.3 保护肺脏，维持呼吸功能：Ito等报道，UTI对急性肺损伤（ALI）大鼠肺部肿瘤坏死因子-α（TNF-α）、髓过氧化物酶（MPO）水平的急剧升高具有一定的抑制作用，能明显改善肺泡间隔炎性细胞浸润、水肿以及出血症状。动物实验表明，UTI对脓毒症诱导的ALI/急性呼吸窘迫综合征（ARDS）具有明显的改善作用，能减少炎性细胞激活，降低肺湿重/干重比值，维持血氧分压。

1.3.4 保护肾脏，维持肾小管和肾小球的功能：Nakakuki等报道，UTI对庆大霉素诱导的肾脏生化及组织学变化有改善作用，并呈剂量依赖性，使用5天后肾损伤减轻了45%～80%。UTI对缺血损伤肾脏细胞的线粒体也有保护作用，有利于再灌注后离子泵功能恢复。

1.3.5 保护肝脏，抑制转氨酶升高：UTI能抑制缺血/再灌注所致的丙氨酸转氨酶（ALT）、天冬氨酸转氨酶（AST）水平升高，减轻肝组织瘀血。

1.3.6 保护肠黏膜屏障，减少肠道细菌移位：杨连粤等报道，经UTI干预的脓毒症大鼠小肠上皮细胞水肿减轻，细胞排列整齐，线粒体清晰可见，肠黏膜通透性的增高受到明显抑制，故认为UTI保护肠黏膜屏障的机制可能与其抑制肠黏膜和全身循环中过量的炎症介质、氧自由基及某些酶的产生有关。

1.3.7 对免疫功能的影响：静脉注射UTI能抑制手术刺激导致的小白鼠脾脏产生抗体细胞数，以及腹腔内巨噬细胞对羊红血球的吞噬率降低，能提高腹腔接种致死剂量变形杆菌小白鼠的存活率。临床经验显示，UTI对手术后各项免疫指标下降表现出了明显的抑制作用，有利于机体免疫力的恢复。

2. UTI的临床应用

2.1 全身炎症反应综合征（SIRS）、多器官功能障碍综合征（MODS）：SIRS和MODS时常存在低血压与氧利用障碍、心肌抑制、内皮细胞肿胀、血管通透性增加、血液高凝、微血栓形成等病理生理变化，最终造成对心、肺、脑、肾、肝等重要脏器的损伤，是临床急危重症患者的主要致死原因，现已成为全球急救医学研究的热点。Damas等报道，SIRS和MODS时血浆TNF-α白细胞介素-1β（IL-1β）、IL-6和IL-8等促炎细胞因子水平的升高与死亡相关。临床上观察到，MODS患者使用UTI后，TNF-α、IL-1β、IL-6水平与对照组相比均显著降低，SIRS患者临床症状、MODS的发生率、住重症监护室（ICU）时间、疾病存活率等方面也优于对照组。

2.2 脓毒症：脓毒症一直被认为是导致MODS的主要危险因素之一。它是机体免疫系统受到强烈刺激，进而引起多种生物级联反应所致，包括炎症反应过程、凝血纤溶系统改变等，其中过度炎症反应发生较早，且占据了重要地位。铃木宏昌等报道，UTI对增加感染性休克患者肺泡动脉血氧分压差［P（A-a）O$_2$］显示出了有益的影响。方强等用UTI治疗重症脓毒症患者，结果显示，UTI治疗组急性生理学与慢性健康状况评分Ⅱ（APACHE Ⅱ）改善快，28天病死率显著低于对照组，同时血清促炎细胞因子水平较对照组显著降低，而抗炎细胞因子IL-10明显升高。

2.3 休克：休克时可发生微循环和一系列脏器功能障碍。林晃纪等报道，UTI能快速恢复并稳定低血容量性休克患者的血压，维持其脉搏平稳，并能增加尿量。张红璇在临床应用中发现，UTI组休克患者2周内行连续性肾脏替代疗法（CRRT）的比例较对照组明显减少，对急性肾功能衰竭（肾衰）有明确的预防作用。UTI在治疗心源性或创伤性休克方面鲜有报道，临床使用该药有利于改善休克时的微循环，保护心、肺、肝、肾功能。

2.4 弥散性血管内凝血（DIC）：多种原因（创伤、休克、感染及大量输血等）均可导致弥散性微血管内血栓形成，继之因凝血因子及血小板被大量消耗及纤维蛋白溶解亢进而发生出血等。体外试验发现，UTI能调节凝血因子Ⅹ$_a$、Ⅻ$_a$、Ⅷ的激活以及血管舒缓素的释放，有利于凝血机制的改善。UTI对凝血因子的抑制呈剂量依赖性，随剂量加大，疗效更明显，该药能维持血管正常舒缩功能及内皮细胞的完整性，因而对凝血纤溶系统平衡具有一定的调理作用。

动物实验结果与体外试验结果类似，都观察到UTI对DIC状态下的活化部分凝血活酶时间（APTT）延长、纤维蛋白降解产物（FDP）升高、血小板计数降低、纤维蛋白原水平下降及凝血酶原时间（PT）延长均有改善，对全血凝血弹性描记图（TEG）各指标也表现出明显的改善作用。对于隐性DIC，UTI也有良好的防治作用。Aramoto等认为，UTI能改善血液高凝状态，对深静脉血栓形成具有一定的预防作用。

2.5 ALI/ARDS：SIRS发展成MODS过程中，最先出现功能障碍的器官通常是肺。ALI/ARDS是感染、创伤、休克、DIC、烧伤等所诱导SIRS在肺的表现。

Kawai等应用UTI治疗12例ARDS患者，其中10例效果满意。2004年湖南湘雅医院、上海新华医院的基础研究表明，UTI对ALI/ARDS均有良好的治疗作用。

2.6 多发伤：多发伤是由单一致伤因素所造成的2个以上部位和器官受损，可危及生命。严重创伤患者病情往往易进展为器官急性炎症变化甚至坏死。UTI可稳定细胞膜和溶酶体膜，对全身炎症反应有一定抑制作用，急性创伤反应期应用具有较佳的临床疗效。国内学者报道，UTI对严重创伤患者可降低平均住院时间，减少并发症发生率及病死率，明显缩短疾病恢复时间。

重型颅脑损伤后，常常发生脑肿胀、昏迷、代谢紊乱、水和电解质紊乱、消化道出血、肺部感染等严重全身反应。动物实验结果证实，UTI能抑制缺血/再灌注导致的脑细胞凋亡，减轻脑水肿。张平等报道，对20例重型颅脑损伤患者使用UTI治疗，无一例出现消化道出血，预后较好；该组患者使用大剂量质量分数为20%的甘露醇脱水，无一例发生肾功能损害，推测可能与UTI改善肾脏血液循环、保护肾功能作用有关。

2.7 器官移植：UTI对低温保存的肝脏具有良好的保护作用，可减少肝脏细胞空泡化和肝窦内皮细胞的脱落。肝移植围术期应用UTI，能减轻围术期的炎性反应和新肝再灌注损伤，降低肝移植患者的AST、ALT和血清总胆红素（TBL）水平，已获公认。

UTI在肾移植领域亦已广泛应用。研究表明，对于移植肾热缺血时间8～12分钟的肾移植患者，与对照组相比，UTI组能有效促进移植肾功能恢复。

2.8 体外循环（CPB）：国外研究报道，在CPB中应用UTI，能抑制粒细胞弹性蛋白酶水平升高以及肺血管外水体积（EVLW）增加，减轻术后肺水肿，改善术后肺气体交换，防治肺功能恶化。徐康清等观察到，UTI能抑制CPB后呼吸指数（RI）增加及肺顺应性下降，减轻亚临床性肺功能损伤，缩短上机时间。临床发现，UTI对于CPB造成的肾脏损伤也有改善作用，能减少肾小管功能障碍发生，改善肾血流，减少呋塞米的用量。

2.9 围手术期：大型外科手术作为治疗手段的同时，其创伤对机体也是一种不同程度的损伤。手术打击会导致机体免疫力下降，增加感染机会，生物体趋向负氮平衡，不利于创口愈合和代谢恢复，尤其是对于老年择期手术患者，术后并发症的发生率更高。一项对老年危重外科术后早期应用UTI的研究显示，UTI在预防应激性溃疡、改善SIRS症状、减少蛋白分解方面的疗效，以及患者术后精神状态改善均明显优于对照组。对心、肺、食管及腹腔手术者应用UTI，具有显著的器官保护作用。

2.10 重症急性胰腺炎（SAP）：UTI最早用于SAP治疗，实验研究显示，UTI具有良好的促进胰腺创面愈合作用，并能改善急性坏死性胰腺炎（ANP）动物胰外器官如心、肺、肾、肠组织中的血流量。有临床研究报道，使用UTI可明显缓解多种胰腺炎的临床症状，抑制胰酶，减轻炎症介质对胰腺功能的损害，大幅度降低了SAP患者的APACHE Ⅱ评分值，减少急性肾衰、胸水等并发症的发生率。笔者体会，加大UTI剂量对SAP疗效更显著。

2.11 烧伤：对烧伤动物模型研究结果显示，使用UTI后烧伤动物死亡率、皮肤含水量、血清IL-6、TNF-α含量均明显降低，丙二醛（MDA）、超氧化物歧化酶

（SOD）水平、乳酸/丙酮酸比值得到维持。胡骁桦等在40例严重烧伤患者的治疗中使用UTI，结果显示，UTI组用药后机体过度炎症反应减轻更快，心、肝、肾功能得到较好的保护。

2.12 防治肿瘤放、化疗不良反应：据国外研究报道，UTI对手术后肿瘤的转移具有抑制作用，能减轻肿瘤负荷及腹水的生成。UTI对肿瘤发生、发展的抑制作用被认为与其调控T细胞亚群的细微平衡，维持免疫系统稳定有很大关系。在癌症患者的放、化疗中，肝、肾功能易受到损伤。有动物及临床研究证实，UTI对顺铂肾毒性有明显的抑制作用，在顺铂化疗期间联合使用UTI，能降低尿中β_2-微球蛋白及N-乙酰葡萄糖苷酶（NAG）水平，抑制钠排泄分率（FeNa）升高，有确切的护肾作用。在肝动脉栓塞化疗及门静脉化疗中使用UTI，亦观察到了UTI能减轻化疗药物对肝脏的损伤。

3. UTI 的不良反应和正确用法

UTI在使用过程中安全性好，不良反应少。在目前国内的研究中，仅有几例出现皮疹，未见过敏性休克和重要脏器损害。UTI临床使用剂量厂家推荐为100万～200万IU/d，溶于100 mL质量分数为5%的葡萄糖或质量分数为0.9%的氯化钠溶液中静脉滴注，必要时可溶于质量分数为0.9%的氯化钠溶液10 mL中缓慢静脉注射。由于该药几乎没有不良反应，随着剂量加大，作用更加明显。笔者曾给车祸闭合性颅脑损伤、右侧脊柱旁4～8肋骨骨折、双肺严重挫伤、气道内涌出鲜红色泡沫样痰、严重低氧血症、休克、心率慢（50次/分）的患者大剂量UTI（每次100万IU，连用3次，以后400万IU，6小时1次），可使患者迅速好转，痊愈出院，未发现不良反应。笔者认为，该药半衰期短（40分钟），用于急危重症患者治疗时疗效与剂量成正相关，且无明显不良反应，建议UTI用量定为200万～400万IU/d，6小时1次较为合理。其最佳用药剂量还有待进一步探索。注意大剂量应用UTI时不能贸然停药，可发生"反跳"不良反应。

毛细血管渗漏综合征的"三步疗法"

笔者经多年临床实践得出以下体会：采用大剂量乌司他丁（UTI, 400万IU/d）冲击疗法可抑制炎性介质的释放、保护和修复毛细血管内皮细胞，改善其通透性，减少渗漏起到"堵漏"的作用。尔后立即使用白蛋白（20 g，15分钟快速给药）起到将组织的水分回收到血管内的作用；立即追加呋塞米（20～40 mg）或采用CRRT利用其高渗透压原理，将血液中的水分和炎性介质加速排出体外。3个环节紧密相扣，才能达到理想疗效。现将该"三步疗法"① 控制高血压② 大剂量乌司他丁＋白蛋白③ 强化高压治疗每日2次的用法详细介绍如下。

（一）乌司他丁"堵漏"

乌司他丁，即尿胰蛋白酶抑制剂（urinary trypsin inhibitor, UTI）是来源于人体的一种糖蛋白，在血液中参与炎性反应的调节，属于先天免疫相关物质，具有抑制白细胞过度激活、保护血管内皮和基膜、抑制血管通透性增加的作用，临床上常作为急性炎症反应的治疗药物。

1. 乌司他丁的分子结构及生物活性

乌司他丁是帮助机体抗炎的重要物质，分子量67 000 Da，由两个具有水解酶抑制活性的kunitz结构域和两条糖链组成（图2-1），有些研究也用bikunin来表示乌司他丁，意为含有两个kunitz结构域的蛋白。

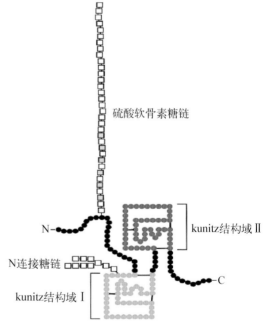

图2-1 乌司他丁结构示意图

圆形表示氨基酸基团，方形表示糖基团。乌司他丁分子中有两个具有水解酶抑制活性的kunitz结构域（分别用绿色和红色标示），和肽链相连接的两条糖链分别是硫酸化的软骨素糖链和一条N-连接的寡聚糖，硫酸化的糖用灰色标示（引自Erik Fries, et al., 2000）

　　乌司他丁在血液中主要以前体形式存在，前体由一个分子的轻链（即乌司他丁）和多个重链（H1～H4）经由硫酸软骨素链连接结合而成（Morelle W, et al., 1994）。前体的形式主要有两种：Inter-α-inhibitor（IαI）和 Pre-α-inhibitor（PαI），IαI 由两个重链（H1和H2）和一个乌司他丁轻链组成；PαI 由一个重链（H3）和乌司他丁轻链组成（Salier, et al, 1996）（图2-2）。

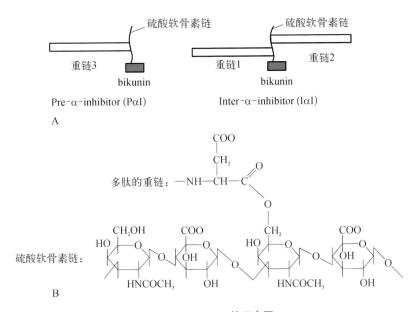

图 2-2　IαI、PαI 的示意图

（A）IαI 由两个重链（H1和H2）和一个乌司他丁轻链组成；PαI 由一个重链（H3）和乌司他丁轻链组成，重链经由硫酸软骨素链与轻链连接结合。（B）重链和硫酸软骨素糖链之间的连接。重链 C 端氨基酸残基上的 α 碳原子与硫酸软骨素链上未硫酸化的 N 乙酰半乳糖胺（GalNAc）残基通过形成酯键而连接在一起（引自 Erik Fries, et al., 2000）

　　血液中乌司他丁总含量非常丰富，其前体的浓度高达 500 mg/L，但游离状态的乌司他丁仅占总含量的 2%～10%。乌司他丁的前体与蛋白水解酶的亲和力较弱（Potempa, et al, 1989），游离态的乌司他丁对多种炎性反应中释放的蛋白水解酶具有抑制活性（表2-1）。无活性的前体由于分子量大，不易经肾脏滤出至尿液中，是机体储存乌司他丁的方式。

表 2-1　乌司他丁抑制的蛋白水解酶

乌司他丁抑制的蛋白酶	分子中的结合位点	参与的 kunitz 结构域
组织蛋白酶 G（cathepsin G）	Ala	kunitz Ⅰ、kunitz Ⅱ
弹性蛋白酶（elastase）	Ala	kunitz Ⅰ、kunitz Ⅱ
激肽释放酶（kallikrein）	Arg-Ser, Lys, Met	kunitz Ⅱ
纤维蛋白溶酶（plasmin）	Arg-Ser	kunitz Ⅱ

续表

乌司他丁抑制的蛋白酶	分子中的结合位点	参与的kunitz结构域
胰蛋白酶（trypsin）	Arg–Ser, Lys	kunitz Ⅱ
类胰蛋白酶（tryptase）	Arg–Ser	未确定
凝血酶（thrombin）	Arg–Ser	未确定

（引自 Pugia MJ, et al. 2005）

乌司他丁的前体IαI和PαI对中性粒细胞释放的弹性蛋白酶和组织蛋白酶非常敏感。当炎性反应促发时，中性粒细胞被激活，粒细胞在浸润和吞噬的过程中释放出来的弹性蛋白酶和组织蛋白酶使乌司他丁从前体中脱离，成为具有抗炎活性的游离态乌司他丁。释放出来的乌司他丁抑制组织蛋白酶、弹性蛋白酶的活性，减少水解酶对细胞和组织的破坏。抑制激肽释放酶活性，减少激肽生成，调节微血管扩张程度；抑制纤维蛋白溶酶、凝血酶活性，减少纤维蛋白和血小板的消耗；同时抑制凝血酶、胰蛋白酶和类胰蛋白酶对细胞表面蛋白酶激活受体（protease-activated receptors, PARs）的活化，"关闭"炎性反应引发的一系列生理变化。游离乌司他丁分子量较小，在经过肾小球时容易滤出，其在人体中的半衰期为30～40分钟，这样的特性使乌司他丁在"关闭"炎性反应后被快速清除，不会影响机体后续的修复过程。

乌司他丁分子中的糖链也具有重要的生理功能。O—连接的硫酸软骨素糖链不仅在乌司他丁前体的形成中非常重要，在乌司他丁以游离形式存在时，其与血液中的Ca^{2+}生成硫酸盐，并与链上其他的极性基团的分子相互作用，能使乌司他丁分子相互桥接（Masui M, et al, 2001）。除酶抑制活性外，乌司他丁还被证明有许多其他生物活性，如抑制中性粒细胞释放粒细胞弹性蛋白酶（Hiyama A, et al, 1997）、抑制肥大细胞释放组胺（Kobayashi H, et al, 1998），抑制促炎性细胞因子的生成和释放（Maehara K, et al, 1995），稳定溶酶体膜（Kato Y, et al, 1998）等。有学者认为这是因为负电荷的乌司他丁结合钙离子并聚集在细胞表面后有稳定膜结构并调节钙内流的作用（Masui M, et al, 2001）。目前已有证据表明乌司他丁能抑制由增强的钙流触发的MAPKK（MEK）/ERK1/2和NF-κB信号途径的激活，最终抑制促炎性细胞因子合成（Wakahara K, et al, 2005；Matsuzaki H, et al, 2004）。

2. 乌司他丁的药理作用和临床应用

鉴于乌司他丁是人体抑制炎性反应、保护细胞组织的重要物质，日本和中国分别在1986年和1999年将来源于人体的乌司他丁制成药品在临床上应用。乌司他丁的药理作用主要有如下3点。

（1）抑酶作用　能有效抑制胰蛋白酶、α-糜蛋白酶、粒细胞弹性蛋白酶、组织蛋白酶活性，解除血液中的水解酶对组织细胞的损伤（应用药理，1986）。

（2）抗炎作用　能抑制炎性细胞因子及溶酶体酶的释放，稳定单核细胞、中性粒细胞的细胞膜，减少炎症介质释放（应用药理，1986；Wakahara K, et al, 2005）。

（3）改善微循环和组织灌注作用　抑制心肌抑制因子生成，减少激肽生成，稳定溶酶体膜，改善代谢异常（应用药理，1986）。

20世纪80年代，重症医学和ICU开始进入我国，急危重症患者的抢救和延续性生命支持、发生多器官功能障碍患者的治疗和器官功能支持，以及防治多器官功能障碍综合征（multiple organ dysfunction syndrome, MODS）等成为重症医学研究者们关注的热点。人们认识到全身性炎症反应综合征（systemic inflammatory response syndrome, SIRS）和MODS之间的密切相关性，提出通过缓解SIRS从而保护各器官、各系统的功能，降低MODS发生率的治疗观点，并开始努力实践和探索新的治疗药物。糖皮质激素是原来临床上就广泛使用的抗炎药物，但由于其免疫抑制等不良反应，在感染患者的治疗当中，糖皮质激素使用的受益与风险成为争论焦点。细胞因子拮抗剂的研究也遭遇了从狂热到瓶颈的过程，因为炎症反应受复杂的信号网络调控，单一拮抗某一细胞因子的治疗方法纷纷被证实临床无效。重组人活化蛋白C（APC）曾为脓毒症患者的治疗带来了新的曙光，在PROWESS研究中APC显示能有效改善脓毒症患者28天死亡率，这一结果让人非常鼓舞，而在之后美国FDA要求的ADDRESS试验中，APC因没有显著改善28天死亡率并显著增加出血发生率而提前结束研究（Sandrock CE, et al, 2010）。

在亚洲的日本和中国，乌司他丁这个已经上市20多年的药物，在临床医生的不断实践中，重新被挖掘了新的应用领域，从最初的抗胰腺炎、抗休克和防御手术刺激的药物，发展为以抗炎、保护脏器为专长的急危重症领域普遍应用的药物。在国内一项针对脓毒症治疗的前瞻性、多中心、随机对照临床试验中（脓毒症免疫调理治疗临床研究协作组，2007年），采用乌司他丁作为抗炎药物，治疗组显示出28天生存率的显著提高，患者的病情严重程度得到预期中较快的控制和降低，器官功能障碍评分也显示与对照组有显著性差异。乌司他丁是人体自有的具有抗炎作用的保护性物质，在过度炎性反应发生时给予乌司他丁作为补充治疗，通过抑制炎性反应相关水解酶和抑制炎性细胞过度活化，可以阻断和干预SIRS。从药物作用机制上看，乌司他丁不同于拮抗一种或几种细胞因子的治疗药物，也不会像糖皮质激素一样带来免疫抑制和应激性溃疡出血等不良反应。OHMI等对75岁老人的手术麻醉过程中，出现急性肺毛细血管渗漏综合征（acute pulmonary capillary leak syndrome, CLS），他的研究团队对肺水肿液中的蛋白成分和白细胞介素6（interleukin-6, IL-6）以及白细胞介素8（interleukin-8, IL-8）进行了检测，并将其与血浆蛋白中的相关成分做了对比，其相关化验结果见表2-2。

表2-2　血浆和肺水肿液总蛋白与炎性介质的浓度对比

	血　浆	肺水肿液
总蛋白（g/L）	4.1	3.1
IL-6（pg/L³）	881.8	894.5
IL-8（pg/L³）	381.9	389.8

注：血浆中IL-6正常值<25 pg/L³，IL8正常值<15 pg/L³

　　笔者在急危重病救治中亦发现一"Rh阴性"患者在麻醉手术中出现CLS，笔者也曾做过类似尝试，与上述实验发现相同，检测出的患者肺气管涌出液的成分与血浆中的相关成分组成类似，而其中的白蛋白水平略低，提示出现肺毛细血管渗漏。现将该案例叙述如下：

　　李某，男，43岁，因胆石症反复胆囊炎发作于1998年4月27日先行腹腔镜行微创手术，术后发现腹腔出血，立即行剖腹探查，同时准备输血，发现患者血型Rh阴性（全上海不到20例），血源困难，采用质量分数5%葡萄糖及0.9%氯化钠溶液20小时输入液体量15 000 mL，未输血液和胶体，次日上午笔者会诊发现其不但全身剧肿，面部似"猪头"，昏迷，血压9.3/6.7 kPa（70/50 mmHg）（去甲肾上腺素维持），无尿，胸腹肿胀，气道涌出大量血浆样液体，低氧血症；此外一直使用麻醉机。笔者说"麻醉机是给纯氧"，立即换呼吸机，当前出现"毛细血管渗漏"，立即减少输液改用白蛋白，剂量要大，速度要快，追加呋塞米，强调"补胶体拉水分"救治，尽早输血。经2天救治，生命体征稳定，出血止住，各器官功能逐渐恢复，10天后痊愈出院。

　　基于10年临床实践的摸索和检验，对于病情严重程度不同的患者，乌司他丁的用法和用量也有新的改变。原说明书上推荐的日剂量30万IU、溶于大体积溶液中静脉滴注的使用方法已经逐渐被新的方法所替代，疗效也大大提高。乌司他丁作为一种体内抗炎物质补充疗法的药物，病情严重程度和需要补充的剂量呈正相关，临床医生往往视患者临床症状的控制情况斟酌和调整给药剂量。笔者在临床实践中发现，严重CLS危急患者使用乌司他丁冲击疗法具有抗炎和减轻心、肺、脑缺血再灌注损伤的作用，对毛细血管内皮细胞具有修复作用，实际起到"堵漏"的作用，使不少患者获得新生，而后的基础研究亦得以证实。有关该药的使用剂量，笔者意见：日剂量30万IU现在仅用于一般感染、简易手术和轻型胰腺炎等患者，而心脏手术、脏器移植、重大手术后和较重创伤、烧伤等患者剂量需加大，笔者推荐剂量为2万IU/kg（100 ~ 200万IU/d）。对特殊严重急危患者（含急性重症胰腺炎、心肺复苏、严重多发伤、复合伤、烧伤、血流感染脓毒症、休克、CLS等患者）需实施冲击疗法，先在半小时内给乌司他丁100万IU，连续1 ~ 2次，尔后200万IU微泵持续注入，2次/d。

笔者多次对濒死患者采用冲击疗法（该药剂量由本人经验结合临床实际情况而调整），常可使病情逆转，出现起死回生的效果，最终救治成功，且无明显不良反应。

在CLS发生发展过程中，炎症因子刺激毛细血管内皮细胞发生变化是非常重要的病理生理环节，在这个环节进行有效干预，理论上对CLS能够起到治疗和改善作用。笔者关注乌司他丁抑制毛细血管通透性增加的基础和临床研究进展，并在已有的理论基础上，尝试将乌司他丁应用于CLS患者的临床救治当中，实践证实此举提高了救治的成功率，取得的经验和心得，望能与同行们分享。

3. 乌司他丁抑制血管通透性增加

炎性反应发生时，毛细血管会出现渗出性改变等。在神经与体液因素的作用下，发生血管扩张，毛细血管床开放，血流速度变化，血管壁通透性改变等生理变化。微静脉内皮细胞收缩是血管通透性升高最常见的发生机制，组胺、缓激肽、P物质和许多化学介质均可诱发此反应。这些介质与内皮细胞受体结合后，内皮细胞立即收缩，导致内皮细胞间隙形成，因为这一过程持续时间短（15～30分钟）而且是可逆的，故也称为速发短暂反应（immediate transient response）。血管内皮细胞生长因子、组胺和大多数化学介质还能通过增强穿胞作用引起血管通透性增加。由内皮细胞的直接损伤导致的毛细血管通透性增加往往会使血管高通透性的状态持续几个小时，直至受损毛细血管内形成血栓或受损毛细血管被修复为止，这样的过程被称为速发持续反应（immediate-sustained response）。烧伤、感染等严重刺激均可直接造成内皮细胞损伤，引起内皮细胞坏死和脱落，导致毛细血管通透性迅速增加而出现CLS，此时微动脉、毛细血管和微静脉等各级微循环血管均可受累。内皮细胞的脱落可引起血小板黏附和血栓形成，如是范围较广的，则可能导致DIC。白细胞也会介导内皮细胞损伤，在炎症发生时，白细胞附壁并黏附于内皮细胞上，激活后释放毒性氧代谢产物和蛋白酶，引起内皮细胞的损伤和脱落，使毛细血管通透性增加，这种损伤主要发生在微静脉和肺、肾等脏器的毛细血管。

血管通透性的维持主要依赖于血管内皮细胞的完整性。内皮细胞收缩、内皮细胞骨架重构、穿胞作用增强、内皮细胞损伤后的坏死和脱落等都是炎性反应引起毛细血管通透性增加的机制。国内外对乌司他丁影响毛细血管通透性的机制和作用做了不少研究。

赵文静等关于乌司他丁对呼吸机相关性肺损伤大鼠肺组织影响的研究表明，乌司他丁可以通过抑制肺组织中性粒细胞的募集和活化，减少肺血管内蛋白渗出，保护机械通气大鼠肺组织，且保护作用似呈剂量依赖性。机械通气（mechanical ventilation, MV）是治疗重症患者的可靠手段之一，但在其使用过程中如何减少其带来的严重并发症——机械通气相关性肺损伤（ventilation-induced lung injury, VILI），一直是研究的热点问题。赵文静等的实验通过给健康大鼠大潮气量通气复制VILI模型，研究乌司他丁对机械通气大鼠肺组织的影响，从而为VILI的预防提供新的方法。作者将健康大鼠40只随机分为5组：自主呼吸组（C），大潮气量通气组（M），通气前应用乌司他丁1万IU/kg组（U1）、5万IU/kg组（U5）和10万IU/kg组（U10）。结果发现，各种大鼠肺组织HE染色后于光学显微镜下观察（图2-3），C组肺组织结构完好，肺泡清晰；M组肺组织病理改变明显，可见肺泡破裂融合，肺间质增宽，肺泡间隔和肺泡内都有少量炎性细胞聚集，肺间质甚至出现红细胞；通气前使用UTI的肺组织损伤较M组轻，其中U1组仍可见炎性损伤性改变，间隔一定程度增厚，并有较多炎性细胞浸润，但U5组和U10组肺组织结构维持良好，间隔未见增厚，炎性细胞浸润明显减少。实验中各组大鼠肺W/D比值和BALF中蛋白含量、细胞总数和分类计数的比较见表2-3，各组大鼠动脉血氧分压的变化见图2-4。由以上结果可知，乌司他丁可阻断中性粒细胞在肺内的聚集、活化，减少炎性介质的释放，从而起到保护机械通气后肺组织，改善肺毛细血管通透性的作用。

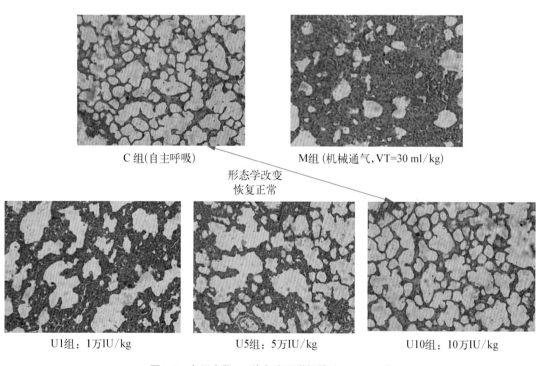

图2-3　各组大鼠HE染色病理学切片（HE×400）

胡国栋、蔡绍曦等对机械通气相关性肺损伤（VILI）大鼠血清对内皮细胞通透性的影响及其作用机制的研究表明，大潮气量机械通气大鼠血清中的炎性介质可诱导内皮细胞骨架重组，应力纤维形成，增加其通透性，而乌司他丁可减轻大潮气量大鼠血清中炎性介质对内皮细胞骨架的影响，应力纤维生成减少，改善了内皮细胞的通透性。此外，也有研究报道乌司他丁对感染（Inoue K, et al, 2005）、油酸刺激（ito K, et

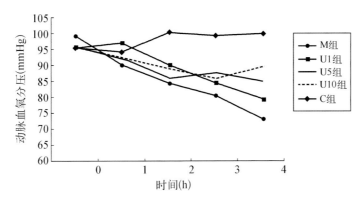

图2-4 各组大鼠动脉血氧分压的变化

U10组疗效最接近正常

表2-3 各组大鼠肺W/D比值和BALF中蛋白含量、细胞总数和分类计数的比较（x-±s, n=8）

分 组	W/D	蛋白含量 （mg/mL）	细胞总数 （×10⁹/L）	中性粒细胞比例 （%）
C组	4.37 ± 0.08	50.74 ± 15.6	2.73 ± 1.7	0.089 ± 0.06
M组	4.88 ± 0.12[④]	79.38 ± 8.4[④]	7.44 ± 5.2[④]	0.27 ± 0.04[④]
U1组	4.71 ± 0.06[③]	72.46 ± 13.1[③]	5.76 ± 3.1[③]	0.22 ± 0.06[③]
U5组	4.62 ± 0.05[①]	59.56 ± 12.6[①]	3.00 ± 1.4[①]	0.13 ± 0.06[①]
U10组	4.50 ± 0.08[②]	58.2 ± 14.3[②]	2.69 ± 2.1[②]	0.12 ± 0.05[②]

注：① 与M组比较，P<0.05；② 与M组比较，P<0.01；③ 与C组比较，P<0.05；④ 与C组比较，P<0.01

al, 2005）、胰腺炎（okumura Y, et al, 1995）、缺血再灌注（陈婷婷等，2008）等导致的肺毛细血管通透性增加、肺水肿具有显著改善作用，对创伤导致的脑水肿也具有改善作用（齐向前等，2008）。这与乌司他丁抑制炎性反应，减少炎症介质对血管的刺激，维持毛细血管内皮细胞完整性；抑制水解酶活性，保护血管基膜等有关。其内在机制可能涉及乌司他丁具有减少炎性细胞释放组胺（kobayashi H, et al, 1998）的作用，而组胺是引起内皮细胞收缩、细胞间隙形成以及穿胞作用增强的化学介质。乌司他丁能稳定白细胞膜，抑制白细胞过度激活，减少毒性氧代谢产物和蛋白酶的释放（hiyama A, et al, 1997），从而保护内皮细胞，减轻这些毒性物质对血管内皮细胞的损伤。炎性反应时激活的激肽释放酶生成激肽，激肽是导致毛细血管床扩张的化学物质，具有增大毛细血管管径的作用，毛细血管管径增大后血流量和静水压也随之增大，是导致病理情况下毛细血管通透性增加的原因之一。乌司他丁能抑制激肽释放酶活性，减少激肽生成，抑制毛细血管床在炎性反应时的持续扩张，对毛细血管静水压的增加有改善作用。同时激肽和TNF-α等细胞因子的刺激可使细胞骨架蛋白发生变化，导致毛细血管通透性增高，已证实乌司他丁能减轻炎症因子对细胞骨架的刺激作用，减少应力纤维的生成，从而改善内皮细胞的通透性。炎性反应时，血小板活化因子、中性粒细胞阳离子蛋白和弹性蛋白酶等带阳离子的物质可损伤内皮细胞的阴离子屏障，增强毛细血管的通透性，乌司他丁分子是带负电荷的糖蛋白，对内皮细胞游离面的阴离子屏障具有保护作用，这也有可能是乌司他丁抑制炎症时血管通透性增加的机制之一。

重症急性胰腺炎、严重脓毒症、烧伤、创伤时急性炎性反应和水解酶破坏血管屏障完整性和血脑屏障的破坏，使血管通透性增加，液体丢失，需对此类患者采取及时的容量治疗。在容量治疗的同时，采取措施修复和保护血管屏障，抑制毛细血管通透性增加，对治疗的效果往往带来相当的益处，这一点笔者在实践中深有体会，尤其是特危重患者，采用乌司他丁冲击治疗后，不仅毛细血管渗漏情况改善，肺氧合功能恢复，对使用血管活性药物仍不能维持的血压亦可观察到恢复正常，可见保护和修复血管屏障，抑制毛细血管通透性增加在容量治疗中的重要性，在此提出笔者临床观察结果，望得到同行的关注和探索。

4. 乌司他丁的安全性

乌司他丁是一种广谱的胰蛋白酶抑制剂，日本自1980年初对其结构、生化特性及临床应用等方面进行了深入研究，并于1985年作为药品上市。上市后的临床应用跟踪调查发现，在8 710例使用乌司他丁的患者中，74例（0.8%）出现不良反应。主要为AST、ALT上升等肝功能检查值异常（0.4%）、白细胞减少等血液检查值异常（0.2%）、皮疹、瘙痒感等过敏症状（0.1%）、腹泻等消化器官症状（0.1%）、血管痛等注射部位异常（0.1%）。该药于1999年在中国上市，临床应用中显示了较好的疗效和安全性，未发生严重的不良反应和由于该药导致的死亡报告，安全性高。笔者在大剂量应用的基础上，综合求证全国有关ICU的同道们的应用体会，普遍反映不良反应少，论证大剂量应用亦很安全。

【案例】
脑干梗塞合并感染（长期大剂量应用乌司他丁）

蒋某，男，75岁，2007年12月11日发病，突然昏倒，送往东营中心医院，CT提示脑干梗塞，经尿激酶、低分子肝素抗凝等治疗后，生命体征稳定，意识不清，肺部反复感染，下肢血栓形成，但未发生肺梗塞。

笔者于2008年4月18日会诊该患者。患者处于深昏迷，体温38～39.5℃，WBC 28.0×10⁹/L，N 95%；痰培养有肺炎克雷白杆菌、包曼氏不动杆菌和尿多次查到有真菌菌丝。笔者认为感染部位可能是深静脉插管感染，建议拔除插管，抗生素减少2种，改用美罗培南治疗，抗真菌改用米开明等治疗，同时加用乌司他丁，每天100万IU。笔者建议仅应用一周，不超过一个月。2天后，体温下降至37.5℃，WBC下降至1.2×10⁹/L，N 85%，并加用免疫球蛋白和白蛋白，增加胃肠道营养等治疗，病情稳定。3个月后家属要求加大乌司他丁至200万IU/d，连续使用，在一年中，5次停用所有抗生素，最长达4星期，未出现感染，明确病原菌，选用敏感抗生素，真菌基本不出现（仅用米开明3次）。

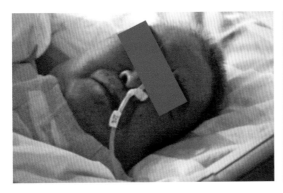

2008年9月份，患者昏迷中

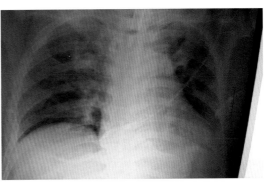

2008年4月15日胸X线片

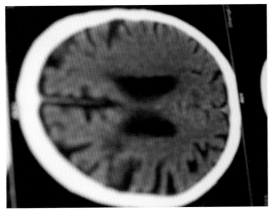

脑干梗塞，脑萎缩

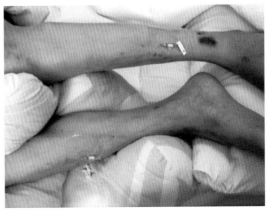

深静脉拔管后，基本采用周围静脉给药

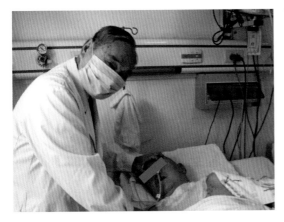

笔者会诊中

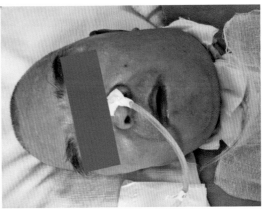

2009年5月，眼球能自主转动

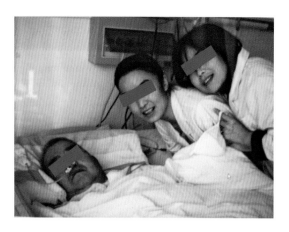

患者病情稳定后与两个女儿的合影

时隔一年，笔者于2009年5月1日再次去东营随访患者，发现患者能睁眼，眼球能自主转动，脸色红润，体温正常，生命体征稳定，心率82次/分，血压17.6/10.9 kPa（132/82 mmHg），SPO$_2$ 98%（未用机械呼吸），肝肾功能除甘油三酯稍高外，其余指标全部正常，Hb 135 g/L，PLT 260×10^9/L，WBC 7.6×10^9/L，N 75%，脑电图持续低中波幅θ和δ波，但仍未见α波，呈维持性植物状态。

所有检查除意识障碍外，其余各个脏器功能均正常，血尿细菌和真菌培养全阴性，痰培养偶有包曼氏不动杆菌。该患者持续使用乌司他丁200万IU/d，连续3年3个月未见不良反应，最终因冠心病、急性心肌梗死，心力衰竭死亡。

【讨论】

乌司他丁的安全性

乌司他丁是人体自有的具有抗炎作用的保护性物质，在过度炎性反应发生时体外给予乌司他丁作为补充治疗，通过抑制炎性反应相关水解酶和抑制炎性细胞过度活化，对SIRS进行阻断和干预。从药物作用机制上看，乌司他丁不同于拮抗一种或几种细胞因子的治疗药物，也不会像糖皮质激素那样带来免疫抑制、高血糖和应激性溃疡出血等不良反应。

笔者体会：该患者乌司他丁的用法是开始3个月为每天100万IU，后因家属要求增加到每天200万IU，连续用药3年3个月，未发现有任何的不良反应，而白细胞未见减少，机体免疫功能增强，脏器功能良好。

乌司他丁大剂量长时间使用，每日200万IU，共持续3年，临床上看到其对机体有益的效果。当然，在当前并无足够证据证明长期大剂量使用乌司他丁绝对安全的情况下，笔者是反对本病例大剂量、长时间地使用乌司他丁的，此病例长时间应用乌司他丁纯属家属个人行为。尽管如此，我们依然可从本例看出乌司他丁基本无不良反应、安全性极佳。笔者愿与同道们一起寻找乌司他丁的不良反应。

乌司他丁
在急危重症中的应用 | **救治案例篇**
（2005～2022）

1 全麻拔管过早，缺氧引起心搏骤停

李某，男，68岁，2006年5月31日在上海某医院全麻下行胃癌根治术，手术顺利，术后气管插管由于拔除过早，患者呼吸无力，咳嗽反射弱，麻药未尽等原因引起缺氧，呼吸、心搏骤停约15分钟，行心肺复苏（CPR）后深昏迷，一切反射消失，瞳孔散大，无对光反应，无自主呼吸，经全院和外院神经内科专家等会诊，认为已处于脑死亡。笔者会诊，认为脑损伤严重，只有超常规、超范围、超剂量拼搏救治，家属表示理解支持，使用乌司他丁40万IU和纳洛酮4 mg，每4小时1次静注，同时降温，甘露醇和白蛋白呋塞米交替应用，2天后患者奇迹般出现苏醒反应，可作指令性动作，而后行高压氧舱治疗。

【讨论】

• 大剂量纳洛酮、乌司他丁在心肺复苏中的作用

呼吸心跳骤停后，机体脑内β-内啡肽释放增加，引起中枢抑制、呼吸抑制，加重脑组织缺氧。大脑出现无灌注或低灌注现象，这导致钙超负荷、谷氨酸释放、氧自由基增多、游离脂肪酸堆积，血栓素、白三烯等增高，经瀑布途径导致脂质过氧化和神经元坏死，这些紊乱最终导致神经细胞死亡。盐酸洛洛酮为羟二氢吗啡酮的衍生物，是体内阿片受体的纯拮抗剂，与阿片受体亲和力比β内啡肽吗啡样物质大，对特异性吗啡受体有拮抗而加速外周血β内啡肽分解，从而阻断β内啡肽类对缺血性脑水肿形成和发展的作用，改善脑血流。

纳洛酮又可通过特异性地阻断β内啡肽药理效用：① 逆转β-内啡肽对神经毒性作用，减轻脑水肿，改善脑循环，促进患者的意识恢复，有催醒作用；② 逆转β内啡肽对呼吸中枢的抑制，促进自主呼吸恢复，提高PaO_2，降低$PaCO_2$，逆转通气抑制；③ 逆转β-内啡肽对心血管的抑制，增强心肌收缩力，升高动脉压，改善组织灌流，稳定心肌细胞膜，保护缺血性心肌，且与肾上腺素有协同作用；④ 可以刺激体内超氧化物歧化酶的生成。对抗急、危、重症中大量产生的脂质过氧化物，降低和防治自由基

损伤，抑制 Ca^{2+} 内流，保护大脑，防止继发性损伤，改善预后。同时，纳洛酮还能抑制脂质过氧化反应，因而减轻脑缺血再灌注损伤。

纳洛酮常用剂量对阿片受体的 3 种亚型 μ、κ、δ 均有作用，小剂量主要作用于与呼吸有关的 μ 受体，大剂量才作用于与神志有关的 κ 受体，研究发现广泛脑缺血区阿片受体中仅 κ 型受体明显增加，而且多限于脑缺血影响的额、颞叶等皮层区，并证明 κ 受体激动剂与神经损害程度有关。因此，促进心肺或脑复苏，减轻或避免心肺复苏后神经系统的损害，纳洛酮的使用和剂量的选择很重要。

早有研究证明，纳洛酮用量与受体数量达到饱和时，再增加药量，不增加药理效应。但近年的研究显示，纳洛酮是通过封闭体内吗啡受体效应而发挥其药理作用的，当用量与受体数量达到饱和时，再增加用量，理论上不会进一步增强其药理效应，而临床上却见随剂量增加药效提高的现象。用量过小会导致对 κ 受体的作用较弱，促进意识及肢体运动功能恢复有限，该药具有抑制中枢白细胞、氧自由基释放的作用。故大剂量纳洛酮治疗的效果较常规剂量好。

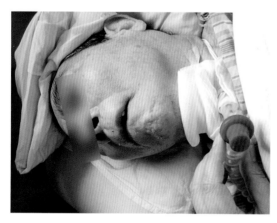

图1-1 CPR中昏迷无自主呼吸，瞳孔散大，无对光反应

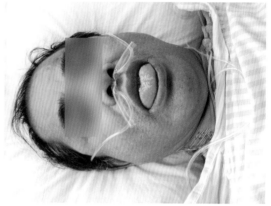

图1-2 CPR中使用大剂量纳洛酮和乌司他丁，2天后苏醒

2 年轻溺水者，血液稀释低渗处理

徐某，男，23岁，大学生，天津人。2005年9月23日在游泳池发生溺水，心搏骤停15分钟，现场抢救后急送无锡市第四人民医院急诊科与ICU治疗，鉴于血液稀释加用高渗性脱水剂、甘露醇125 mL和白蛋白20 g+呋塞米20 mg交替应用，并降温、升压及呼吸机支持治疗外，加用乌司他丁40万IU，每6小时1次，病情逐渐好转，脱机后再行高压氧舱治疗，意识迅速恢复，康复出院，半年后随访，无后遗症。

【讨论】

淡水淹溺时，大量低渗性水进入呼吸道，影响通气和气体交换，水又可损伤气管、支气管、肺泡壁上皮细胞，使肺泡表面活性物减少，肺泡塌陷，阻碍气体交换，引起严重缺氧，而水通过肺毛细血管和胃肠壁黏膜迅速进入血液循环，血液被稀释，在几分钟内血液总量可增加一倍。低渗性的水又迅速渗入红细胞，使其肿胀、破裂、发生溶血，血红蛋白和钾离子大量释出，造成高血钾症和血红蛋白血症。同时，由于血液稀释，血Na^+、Ca^{2+}的浓度明显下降，引起血液中钾、钠离子比例改变，电解质紊乱，导致心律失常，血压降低。淡水大量进入血液，不但加重脑水肿，还会增加心肌负担，引起心力衰竭和心室颤动。循环和呼吸衰竭加重缺氧。缺氧、溶血可损害肾功能，引起血红蛋白尿，造成急性肾功能衰竭。

淡水进入肺脏，引起副交感神经系统反射性反应，使肺微血管广泛收缩，严重影响呼吸、循环功能。当淡水溺水患者心跳、呼吸恢复后，短期内有时发生凝血障碍，在血压正常、自主呼吸增强后可发生迟发性肺水肿，还可见由高钾血症转为低钾血症。

人体各种器官中，脑对缺氧最敏感，脑血管因窒息缺氧而通透性增加，发生脑水肿，颅内压增高，影响颅静脉回流，加重脑的缺氧和水肿，形成恶性循环。

此时使用大剂量白蛋白，以20 g/次快速注入，随即给呋塞米等利尿剂，提高血液胶体渗透压，有利于将组织中的渗液"拉出"，迅速排出体外。以往传统观念认为，白蛋白的使用会加重心负担和肺泡液体渗出，加重低氧血症，但临床上深入的探索与上述观点不完全一致，尤其在复杂手术中扩容过量、肺间质和各组织水肿、低氧血症时使用大剂量白蛋白快速滴注并结合静注呋塞米等，即使在心肺功能不全时亦可取得较佳疗效。

晚近发现乌司他丁有利于改善缺血再灌流导致的脑细胞损害，减轻脑组织水肿，这与其抗自由基，抑制脑细胞凋亡等机制有关。王珊珊等在动物实验中发现乌司他丁能明显降低复苏后6小时、9小时脑组织水含量，电镜观察到能使大鼠脑神经元细胞损伤明显减轻，V-R间隙缩小，提示乌司他丁可以通过抑制血脑屏障通透性从而减轻心肺复苏后的血管源性脑水肿。同时乌司他丁抑制TNF-α、IL-6过度释放，对CPR后组织器官有保护作用。笔者在CPR救治中应用乌司他丁，20万～40万IU，每6小时1次，甚至更大剂量（每次100万IU），获得裨益。

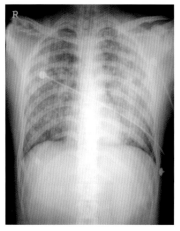 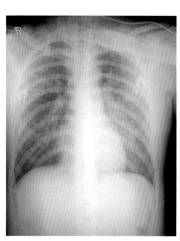 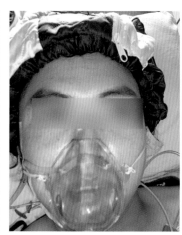

图2-1 溺水后胸X线片显示左肺 　图2-2 救治后肺损伤好转 　　图2-3 CPR后5天
　　　　为主的大片阴影

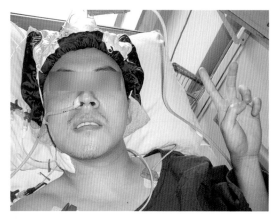 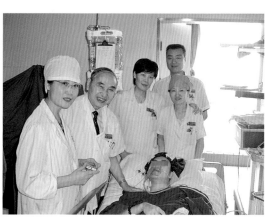

图2-4 CPR后7天 　　　　　　　　图2-5 基本痊愈

3 家族性心肌病，心搏骤停66分钟复苏成功

费某，男，45岁，在家睡眠时突然2次鼾音消失、呼吸停止，家属按人中后苏醒，经ICU严密监测，发现后半夜心律减慢至30次以下，后行心脏电生理检查，发现窦房结出现功能障碍，决定行埋藏式起搏器治疗，准备安装前，上午10时，患者心脏突然停跳，心电图持续室颤，6次除颤均未成功，肾上腺素总量达29 mg，均未能转复，66分钟持续心外按压，突然转为室上速，加用胺碘西同15 mg静注，并将胺碘西同450 mg加入

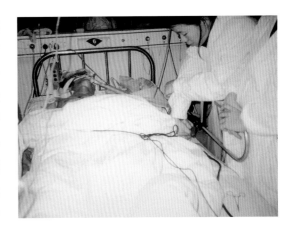

图3-1　CPR后24小时

250 mL葡萄糖中滴注，CPR后12小时才转为窦性心律，然后进行降温、脱水等治疗，2天后患者奇迹般苏醒。

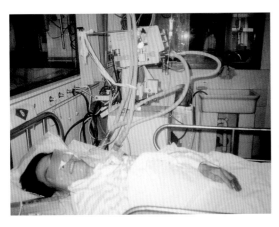

图3-2　CPR后48小时

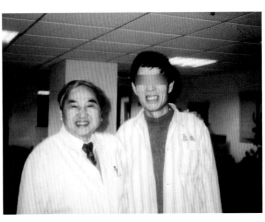

图3-3　CPR后1周

【讨论】

本病例心脏持续停跳66分钟，为何苏醒快、无脑功能障碍等后遗症？总结经验：① 在ICU病房白天发病，发现早，心搏停跳立即采用气管插管、心外按压、肾上腺素等复苏措施；② 肾上腺素的用量高达29 mg，超过"指南"用量，笔者意见在CPR中，既要按照"指南"用药，也要结合具体情况，实行"个体化治疗"，才能提高抢救成功率；③ 心外按压的有效指标：按压方法要得当，股动脉能触及搏动；④ 在按压过程中，仍应该使用$NaHCO_3$、升压药、糖皮质激素等治疗；⑤ 患者平时身体健康者，猝死，在CPR过程中，救治时间可延长，按压力度可加大，不要轻易放弃。

4 羊水栓塞

应某，女，23岁，浙江省东阳市人，因"停经37周，不规则阴道出血10小时"，于2004年9月6日16时45分入东阳市人民医院妇产科。当晚（18时55分）手术室剖宫产分娩后突然出现"羊水栓塞"，随即呼吸、心跳停止，立即予以心肺脑复苏，建立人工气道、呼吸机辅助通气，阿托品、血管活性药物、大剂量乌司他丁（首剂40万IU静注，之后20万IU静注，每6小时1次）、甲强龙、利多卡因等应激抢救，心肺复苏成功。转

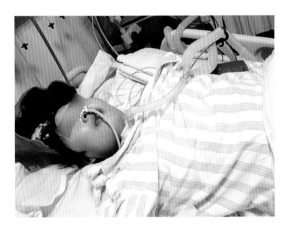

图4-1　CPR当时

入ICU后病情仍持续恶化，相继出现急性肾功能不全、DIC、ARDS、脓毒症、重症肺炎等严重并发症，笔者会诊后采用血液净化、机械辅助通气、补充凝血因子、抗凝、

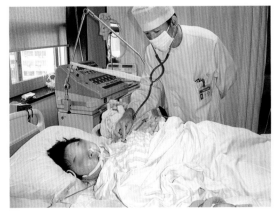

图4-2　CPR救治中

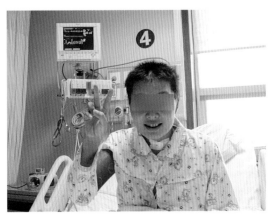

图4-3　CPR后3个月痊愈，脑等器官无后遗症

抗感染、脑保护策略等，期间乌司他丁80万IU/d，共用32天，发病后42天神志转清，54天后脱离呼吸机，3个月后患者痊愈出院。病理检查见子宫肌壁血管腔内有羊水栓子。

【讨论】

本例"羊水栓塞"来势凶猛，并发症多且严重，任何并发症均有致命性，并出现多脏器功能衰竭（MOF），死亡率极高，但本例最终奇迹般痊愈，并未留任何后遗症，总结其治疗经验为：

（1）及时发现"羊水栓塞"，及时得力的抢救是关键。一旦发现栓塞事件，立即给予阿托品，解除血管气管痉挛，并切除子宫以防栓子再入血液，呼吸循环支持，必要时行心肺复苏。

（2）严密观察病情，早期发现危重病情信息并采取相应的治疗措施，比如，及早进行DIC、急性肾功能衰竭（ARF）的防治，尽早应用血液净化治疗等。

（3）及时大剂量使用乌司他丁，我们试行长时间较大剂量使用乌司他丁，发现"羊水栓塞"立即静注40万IU，此后80万IU/d，疗程要长，救治效果满意，推测乌司他丁除有综合治疗作用外，在拮抗内毒素、内源性炎症介质、防止体内蛋白酶过度激活及稳定内环境等方面均发挥了重大作用。

5 麻醉意外心搏骤停，大剂量肾上腺素（108 mg）救治成功

李某，男，53 岁，电镀厂工人。于 2006 年 7 月 25 日 16 时 22 分不慎左膝部接触浓硝酸后肢体麻木半小时入浙江嘉兴武警医院烧伤科。10 余年前服用安乃近后，出现风团、皮肤瘙痒，无青霉素等药物和食物过敏史。入院查体，血压心肺腹均未见明显异常。左膝部肿胀，可见 12 cm × 5 cm 的创面呈蜡黄色，无水疱及触痛，表面见树枝状血管影，诊断为烧伤（浓硝酸）深 Ⅲ 度瘢痕。

入院后查血小板为 $38 \times 10^9/L$；生化常规示 ALT 102 IU/L，AST 75 IU/L。由于患者血常规显示血小板较低，拟在 7 月 28 日全麻下行左下肢切痂＋异种皮覆盖术。在 12 点 15 分开始按顺序静脉缓慢推入咪唑安定、卡肌宁后，再静脉缓慢注射丙泊酚时，患者突然出现烦躁不安、心率加快、血压迅速下降、结膜充血，双下肢出现花斑样皮疹，心电监护出现室性早搏，考虑过敏性休克，立即给予肾上腺素、麻黄素以及地塞米松静脉注射，同时气管插管、麻醉机辅助呼吸。很快心电出现心室颤动，于 12 点 20 分心脏停搏，立即予以电击除颤，胸外心脏按压，分别静脉注射肾上腺素、地塞米松、异丙肾上腺素、去甲肾上腺素、葡萄糖酸钙，半小时后安装心内起搏器。期间电除颤 4 次，每次可见窦性心律出现，维持数秒钟，又出现心室停搏。持续胸外心脏按压，多次出现短暂的窦性心律。胸外心脏按压时可触及大动脉搏动，使用大剂量肾上腺素，总量达 108 mg，持续按压 90 分钟后出现窦性心律，心率维持在 100 次/分，血压维持在 104/60 mmHg（13.9/8.00 kPa），氧饱和度 99%～100%。于 15 时转 ICU。深昏迷状态，Glasgow's 评分 3 分，双侧瞳孔散大、固定，对光反射消失，两肺可闻及少量干性啰音，心率 125 次/分，律齐。生化常规显示 GLU 为 38.5 mmol/L，CK 为 331 IU/L，CK-MB 为 109 IU/L，K^+ 为 2.86 mmol/L。给予静脉泵入氯化钾，人血白蛋白 40 g、血浆 400 mL 扩容，多巴胺、多巴酚丁胺、肾上腺素血管活性药物持续泵入，第一天给甲基强的松龙共 480 mg，乌司他丁 40 万 IU 静脉注射，纳洛酮促醒，甘露醇、白蛋白、呋塞米脱水降颅压，并给降温毯及冰帽头部降温等措施保护脑细胞。7 月 29 日 8 时患者神志转清，与之对答，能以点头、动手指等肢体语言表达，生命体征平稳。

CPR后30小时试停呼吸机辅助通气，40小时神志完全转清，拔气管插管，自行排尿。8月3日病情稳定，转出ICU。于2006年8月10日在腰麻下行左下肢切痂＋异种皮覆盖术，手术顺利，心肺无异常表现。术后11天，病情稳定，脑和各脏器功能恢复正常，无后遗症，痊愈出院。

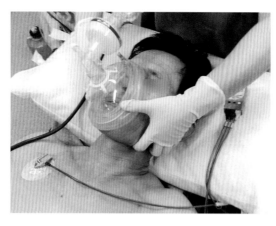

图5-1　手术台上救治

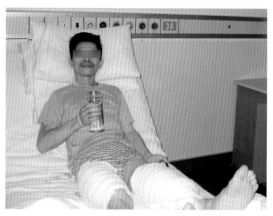

图5-2　清醒康复脑及其他脏器无后遗症

【讨论】

　　患者为一小型烧伤手术，在诱导麻醉过程中突然出现烦躁不安、球结膜充血、血压下降，出现室性早搏，随之出现心室颤动，很快心搏骤停，是一较为典型的严重的过敏性休克，心搏骤停。由于在手术室监护严密，发现病情及时，胸外心脏按压有效，脑灌注有保障，因此经过90分钟胸外心脏按压，患者恢复良好。期间使用肾上腺素总量达108 mg，利多卡因150 mg，阿托品2.5 mg，25%硫酸镁20 mL，10%葡萄糖酸钙50 mL等。心肺复苏后，发现血糖升高较明显，短期使用胰岛素，血糖很快恢复正常，心肌酶谱上升明显，未予特殊处理，9天后全部恢复正常。血钾下降明显，予以氯化钾微泵维持，亦很快调整正常。救治过程中出现高钠高氯，结合高糖，出现高渗状态，故甘露醇高渗性脱水应谨慎，甚至不主张应用。有学者认为大剂量肾上腺素对自主循环恢复，心肌灌注压，心肌能量储备优于常规剂量，但对心肌收缩力、心排出量、左室收缩压及平均动脉压反使其下降，还伴有高肾上腺素状态、高血压和心动过速，早期死亡率也偏高，存活率和神经系损害两组间无差异。笔者认为，本例患者因为平时身体健康，在手术中心搏骤停，乃属药物过敏，故可用大剂量肾上腺素，如为冠心病、心肌炎等心源性骤死，则这样的用法是不适宜的。在心肺复苏中，尤其是原来心脏功能正常的，应持之以恒，有效地进行心脏按压，不要轻易放弃，我科曾有CPR持续心外按压66分钟成功复苏的案例。

6 车祸创伤失血性休克

● **车祸创伤失血性休克**

今某，男，36岁，日本国籍，于2005年12月19日因脑挫裂伤入住山东青岛市即墨区人民医院。入ICU时查体，血压86/50 mmHg（11.4/6.7 kPa），呼吸31次/分，心率110次/分，SaO$_2$ 91%，PaO$_2$ 67 mmHg（8.9 kPa）。昏迷，气管插管，双肺呼吸音低，诊断为脑挫裂伤，失血性休克。给予脱水降颅压、输血等复苏、呼吸支持治疗，笔者会诊建议用乌司他丁60万IU，每8小时1次，第3天血压升至130/80 mmHg（17.3/1.6 kPa），呼吸20次/分，心率90次/分，SaO$_2$ 96%，PaO$_2$ 86 mmHg（11.4 kPa），于第5天脱呼吸机成功，第7天安全转回日本继续康复治疗。

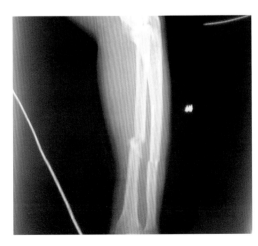

图6-1　X线片显示胫腓骨双骨折

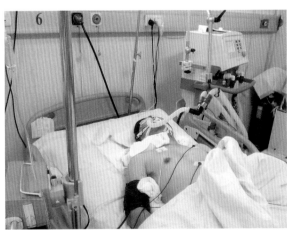

图6-2　昏迷，机械通气

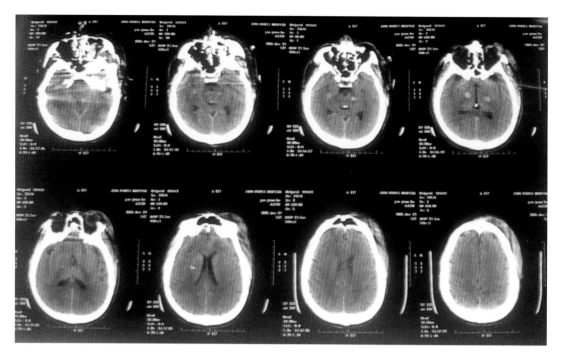

图6-3　脑挫伤，脑水肿。CT显示蛛网膜下腔出血，脑池变小，脑沟变浅

【讨论】

乌司他丁用于急性循环障碍的临床疗效已经被许多临床研究证实，目前关于该药应用于急性循环障碍的最佳给药方式，何振扬等采用前瞻性、随机对照的临床实验进行了探讨，选择急性循环障碍，预计在ICU停留时间≥5天、并有经济支付能力的患者，随机分为微泵持续静脉输注组与间断静脉输注组（微泵持续静脉输注组患者首剂静脉推注10万IU，继以10万IU/h微泵持续静脉输注；间断静脉输注组患者以每6小时静脉推注60万IU）与乌司他丁之外的综合治疗方案无差异。结果显示：① 大剂量乌司他丁间断静脉给药与微泵持续静脉给药均能有效控制急性循环障碍后SIRS的临床进程；② 与间断静脉输注组相比，微泵持续静脉输注组在治疗期间，HR、MABP和WBC波动较小，在ICU停留时间明显缩短（P<0.05），住ICU期间，MODS发生率与病死率明显降低（P<0.05）。

笔者在临床实践中体会，对于创伤大或顽固性休克患者，首次大剂量乌司他丁的使用对于心、肝、肺、脑、肾脏各脏器功能均有保护作用，对脑复苏、肺创伤疗效尤其明显，随着病情的逐步控制和机体炎性反应的好转，逐渐调整乌司他丁的用量，是兼顾疗效与患者经济能力的给药方式。

• 输液反应感染性休克

李某，男，某市领导，60岁。2005年11月5日，出现严重输液（中药）反应，出现意识障碍、抽搐（实为寒战）、高热39.5℃、白细胞28.00×10^9/L、中性95%，呼吸困难，低氧血症，血压降到76/50 mmHg（10.11/6.67 kPa），黄疸，肝功能损害，尿少，血小板降至33×10^9/L，PT、APTT延长，D–二聚体增高，呈现MODS（脑、心血管、肺、肾、DIC等），笔者会诊认为不是过敏而是感染性休克，

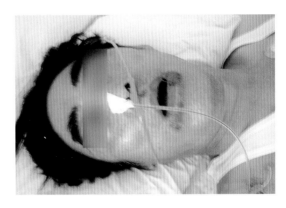

图7-1 输液反应3天

用乌司他丁40万IU，每6小时1次、美罗培南（1 g，每8小时1次）、氟康唑、替硝唑等治疗，病情好转稳定，2周后又行高压氧舱治疗，康复出院，随访半年，一切正常。

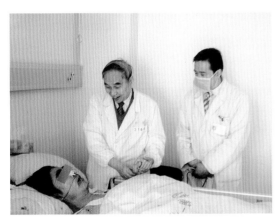

图7-2 救治1周后

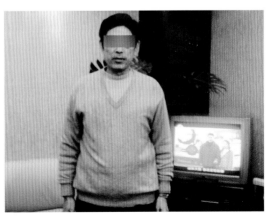

图7-3 康复出院2月

【讨论】

输液反应不但在条件差的医疗单位出现，即使是设备良好的医院，在炎热夏季也常有发生，常见的有：① 发热反应：多认为由可溶性多糖体致热原引起，不少为细菌或真菌毒素对机体作用，引起寒战、高热、血压下降、休克、MODS，甚者死亡，常由于中间环节比如药品、输液（葡萄糖水或葡萄糖盐水等）制作与保存、输液管被污染等引发；② 过敏反应：为即速反应、平滑肌痉挛、喉头水肿、呼吸困难、顽固性休克，严重时心搏骤停。也可出现迟发性皮疹、消化道不适等。本例开始误诊为过敏性休克。实际临床已出现脓毒症表现，如寒战、高热、休克、昏迷、呼吸循环障碍、血象升高；一线医生将严重寒战误认为抽搐，考虑脑内疾病。为此临床医生了解病史、体格检查及病情观察要仔细确切，才能获得正确的诊断。

8 围手术期急性心肌梗死、心源性休克，溶栓抗凝治疗指征

李某，男，63岁，2005年3月2日发生车祸，左小腿胫腓骨折，脱袜式皮肤剥离，大量渗血。术中出现创伤失血性休克，经止血补液输血升压等治疗，病情一度稳定，2天后出现胸闷、胸痛，确诊为急性心肌梗死（前壁），合并心源性休克，鉴于术后创面出血渗液多，未用溶栓，仅用小剂量普通肝素（50 mg/d）、止痛、扩冠、升压（多巴胺、多巴酚丁胺）、活血化瘀、乌司他丁（20万IU，每

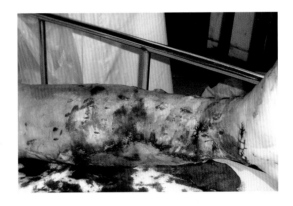

图8-1 受伤创面

6小时1次）等治疗，未发生创面渗血，病情稳步好转，生命体征稳定，未见恶性心律失常，转整形外科，植皮成功，恢复良好，健康出院。

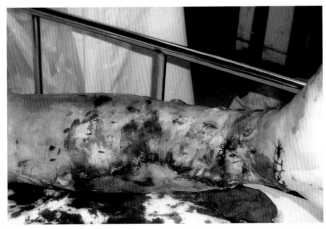

图8-2 手术骨折固定皮肤缝合

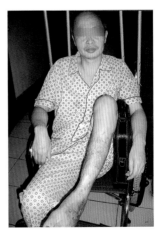

图8-3 心肌梗死痊愈，左下腿植皮成功

【讨论】

大手术后有出血倾向，大剂量使用止血剂，诱发心肌梗死、脑梗死、肺梗塞的案例为数不少，应引以为戒。在此病例中，止血还是抗凝是一对矛盾。一般情况下，创伤或手术后早期应以止血为主，一旦出现血小板进行性下降，则有可能发生DIC，需采用抗凝活血化瘀等治疗。在这种情况下，笔者建议可应用小剂量普通肝素并补充血浆凝血因子、低分子右旋糖酐、丹参和局部止血等治疗。DIC纤溶期理论上是不用肝素，但临床实践中，各促发因子不断出现，DIC各期有交叉重叠，故仍可用肝素，剂量宜小（25～50 mg/d）。抗凝剂目前推荐用低分子肝素，但由于DIC中肝肾代谢等功能已有损害，剂量易过量，一旦诱发出血倾向尚无理想对抗药物，为此我们曾有过多例死亡的教训。而使用普通肝素，医生容易掌握，如果过量，可用鱼精蛋白锌对抗，且能节省药品费用。

9 煤气爆炸伤，毛细血管渗漏，创伤性休克

李某，女，32岁，于2007年10月30日凌晨2点，由于煤气泄漏，打开电源开关后立即燃烧爆炸受伤，共伤5人，有2人当即死亡。李某烧伤面积30%，其中Ⅱ、Ⅲ度伤各占15%，同时存在闭合性颅脑伤、颅底骨折（耳鼻流血）、右胸爆炸伤（血气胸）、L3粉碎性骨折。立即送西安某医院抢救。院长即成立抢救组，行全力抢救。伤者有呼吸困难、低氧血症，行气管插管时突然心脏停搏，经15分钟抢救，CPR成功。经一周的抢救，血压下降，用多巴胺160 mg，肾上腺素2 mg，加入50 mL葡萄糖液，快速泵入（64 mL/h），血压仅能维持在86/46 mmHg，吸氧浓度90%，氧分压仅50 mmHg，全身浮肿，毛细血管渗漏。11月5日晚电告笔者，会诊后建议采用大剂量乌司他丁、白蛋白、纳洛酮，加强利尿脱水，其治疗效果见表9-1。

表9-1　全身毛细血管渗漏救治血气和瞳孔变化

时间	pH	$PaCO_2$（mmHg）	PO_2（mmHg）	BE	SO_2（%）	瞳孔（mm）
6/11 2：00	7.363	38	50	−4.7	83.5	9
6/11 12：50	7.293	46	68	−4.8	90.3	9
6/11 17：40	7.344	39	69	−4.5	92	9
7/11 5：56	7.408	35	127	−2.4	98.8	8
7/11 15：00	7.416	34	103	−2.4	97.9	7

11月5日22点前每日应用乌司他丁240万IU，22点起应用大剂量乌司他丁100万IU，白蛋白20 g，纳洛酮4 mg（称"三大炮"）每6小时1次，加快CRRT排水，11月6日18时开始加大剂量，每4小时1次，次日血气指标明显好转。当时烧伤科的医生认为是奇迹般的好转，但笔者认为该患者已接近脑死亡，已无恢复的可能性。

10

车祸多发伤引起脓毒症MODS

徐某，男，47岁，2005年12月2日在新疆喀什车祸外伤后神志不清5小时入院，入院前5小时因疲劳自行驾车与其他车辆相撞，他本人重伤，同伴当场死亡，患者被送到喀什人民医院治疗，行清创缝合术和对症治疗，后转至该院ICU，既往无特殊病史，体健。入院时发烧38.5℃，呼吸26次/分，心率121次/分，血压121/69 mmHg（16.1/9.3 kPa），浅昏迷状态，查体不合作，右额部及下颌处有皮肤擦伤，头顶部皮肤撕裂伤已缝合，瞳孔等大，颈无强直，双肺呼吸音粗，左下肺呼吸音稍低，无啰音，心律齐，腹软，上腹部轻压痛，病理征未引出。头颅、胸部CT显示：右侧额叶、右额颞顶蝶骨骨折，硬脑膜下积液，蛛网膜下腔出血，左侧前肋肋骨骨折并创伤性湿肺、双侧胸腔积液，肺部感染。入院时出凝血，血生化（肝功能、肾功能、电解质、心肌酶、血脂）、免疫学等检查均正常，白细胞14.33×10⁹/L，中性82.9%，血红蛋白113 g/L，红细胞3.52×10⁹/L，血小板92×10⁹/L。诊断为：① 急性开放性颅脑损伤，右额颞顶蝶骨骨折，左顶部蛛网膜下腔出血，头皮撕裂伤；② 闭合性胸部损伤，左侧肋骨骨折，双侧胸腔积液；③ 肺部感染。入院后即给予脱水、抗炎、抗氧自由基、营养脑细胞、抑酸、保护胃黏膜、保肝、化痰、止血、保持呼吸道通畅等治疗，病情未能控制，患者呈嗜睡状态。12月4日下午，突然出现呼吸困难、烦躁不安，心率达150～180次/分，呼吸36次/分，氧饱和度85%，双肺可闻及湿啰音，经用无创呼吸机辅助呼吸、强心利尿等治疗，无明显好转，立即行气管切开术并吸出大量脓痰，呼吸机辅助呼吸（SIMV模式），治疗后患者呼吸困难渐好转，心率降到120～140次/分。当日患者体温逐渐上升到38℃，肺部感染加重，给亚胺培南司他丁钠0.5 g每8小时1次静滴。

12月5日体温38.5℃，复查胸X线片显示左侧胸腔积液，双肺感染并有肺不张。12月10日再次出现呼吸困难，伴有寒战发热、腹胀等症状。复查血常规白细胞15.14×10⁹/L，中性90%，大便常规发现少量霉菌，肝功能异常，低钠血症，痰培养为黏质沙雷菌，对亚胺培南司他丁钠耐药。鉴于有真菌感染，停用泰能，加用伊曲康唑和头孢呋辛针剂。12月15日笔者会诊改用美罗培南4 g/d（1 g/次，每6小时1次）和用两性霉素B脂质体抗真菌治疗，加用乌司他丁40万 IU/每6小时1次。12月18日痰培养显示无菌生长。治疗后病情逐渐好转，2周后已下床活动，血培养显示无菌生长，血常规白细胞12.19×10^9/L，中性83.7%，血红蛋白131 g/L，ALT 199 IU/L，AST 58 IU/L，钠141 mmol/L，钾4.2 mmol/L，患者自觉症状亦好转，饮食正常，生命体征稳定，于28日由ICU转到该院胸外科治疗，康复出院，一年后随访，已正常上班。

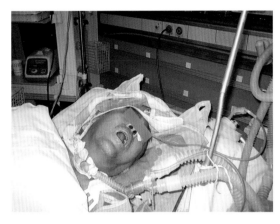

图10-1　感染脓毒症休克、SIRS、MODS救治中

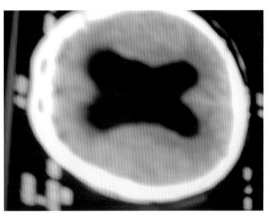

图10-2　CT显示脑室扩大，侧脑室周围水肿，沟回不清楚

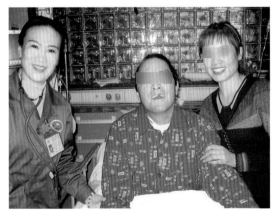

图10-3　出院前情景

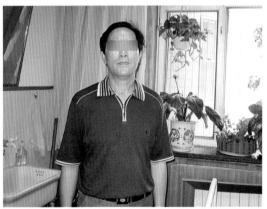

图10-4　2年后随访，一切恢复正常

【讨论】

该病例感染严重，病情复杂，有细菌感染，也有真菌感染而出现MODS，脓毒症甚为突出，对于碳青霉烯类的美罗培南，抗真菌的两性霉素脂质体和抗炎症反应脏器保护的蛋白酶抑制剂乌司他丁，在新疆喀什地区乃为首次应用，获得救治成功。该院ICU医生体会，乌司他丁对组织器官有保护作用，可保护心肌细胞，减轻缺血再灌注

损伤；保护脑细胞，减少细胞凋亡；保护肺脏，维持呼吸功能；保护肾脏，维持肾小管、肾小球功能；保护肝脏，抑制转氨酶升高；保护胃肠黏膜屏障，减少细菌移位；可调节免疫功能，有利于机体免疫力的恢复。

脓毒症（sepsis）是感染、创伤、休克等临床急危重患者的严重并发症之一，具有复杂的病理生理机制，是诱发系统炎性反应综合征（SIRS）、脓毒性休克和多器官功能障碍综合征（MODS）的重要原因，其来势凶猛，病情进展迅速，病死率高。在美国，脓毒症的发病率每年为300/10万人，每年约有75万人患病，其中22.5万人死亡，且治疗费用惊人，每年达167亿美元。在德国脓毒症的发病率每年约为116/10万人；在巴西的ICU，脓毒症、严重脓毒症、脓毒症休克的发病率每日分别为61.4/1 000人、35.6/1 000人和30.0/1 000人，死亡率分别为34.7%、47.3%和52.2%。脓毒症患者共同的病理生理特征是一系列炎症细胞被相继激活，并释放出大量炎症因子，呈"瀑布样效应"，对全身组织器官造成损伤，因而阻断这一病理环节或降低炎症因子，是救治脓毒症的关键。脓毒症的临床特征是继发于各种病因后的持续高代谢状态、高动力循环状态。多种炎症因子释放并失控，将对机体产生诸多危害。

晚近人们注意到血清淀粉酶监测在感染脓毒症中的重要性，葛强报道了血清淀粉酶升高的水平与病死率的关系：血清淀粉酶水平愈高，预后愈差，病死率愈高。血清中的淀粉酶主要来自胰腺和唾液腺，由胰型（PAMS）和唾液型（SAMS）两种同工酶组成。除了这2种组织外，人体许多组织如胃、胆囊、空肠、回肠等腹腔脏器和卵巢、输卵管、乳腺等都含有淀粉酶，这些组织或器官的淀粉酶含量虽较胰腺、唾液腺内的含量少，但当这些脏器损伤或出现炎症时，也会引起血清淀粉酶的升高。血清淀粉酶以活性状态分泌入消化道，大部分被单核巨噬细胞系统清除，约25%从肾脏排出，因此，当急性胰腺炎时，血清尿淀粉酶同时升高。目前，血清、尿淀粉酶的测定主要用于诊断胰腺病变，它是诊断急性胰腺炎最常用的实验室指标。血清、尿淀粉酶的升高除可反映胰腺损伤或炎症外，亦可能是其他脏器受损的指标之一。

危重病患者治疗过程中出现血清淀粉酶升高，可能是由于应激、高代谢造成脏器局部血液循环障碍，导致胰腺缺血、缺氧所致。危重病患者大多有基础病变，病情较复杂，如存在呼吸衰竭、心功能不全、肝肾功能受损等，可影响胰腺的分泌功能。有研究表明，在心肺复苏过程中和行心肺分流术后的患者可出现血清淀粉酶明显升高，分析认为可能与心脏停搏后胰腺缺血、缺氧导致胰淀粉酶大量释放有关。另有研究发现，糖尿病酮症酸中毒患者血清淀粉酶水平也常升高，可能与人体内酸碱失衡、机体炎性反应过度有关。血清淀粉酶的升高不仅可用来反映心力衰竭时机体的血流动力学状态，可能还反映出机体炎性反应的过度激活，预示着疾病的进展，为预测疾病的发生发展提供了可靠的指标。血清淀粉酶水平愈高，预后愈差，且血清淀粉酶≥400 IU/L时病死率明显增高。2例死亡患者，血清淀粉酶均≥2 000 IU/L。

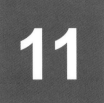

11 腹部伤，总胆管横断，胆瘘

潘某，男，29岁。2003年3月15日因金属模具坠落，压在腹部及右下肢，立刻手术，发现门静脉多处破裂，总胆管横断，左肝全部粉碎，即行左肝及右肝部分切除术，门静脉修补吻合术，右肝管外引流术，出血25 000 mL，输血18 000 mL，ALT

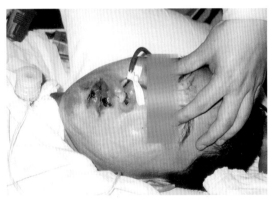

图11-1 受伤后2个月，梗阻性黄疸，巩膜黄染

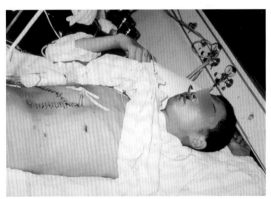

图11-2 腹部切口缝线

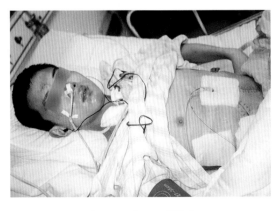

图11-3 在ICU救治中

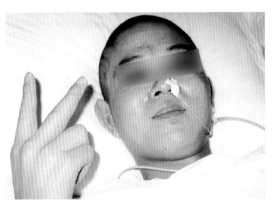

图11-4 逐渐康复

2 242 IU/L 总胆红素 38.7 μmol/L，直接胆红素 9.0 μmol/L，间接胆红素 29.7 μmol/L。术后发生创伤失血性休克，后由昆山转上海长征医院救治，入院后发现肝功能衰竭、胆瘘、梗阻性黄疸、腹腔感染、脓毒症，胆汁培养为鲍曼不动杆菌（6 次），导管培养有光滑念珠菌，肺炎克雷白杆菌和铜绿假单胞菌，白细胞 23.0×10^9/L，中性 96%，但体温不高，心率不快，呼吸无急促，精神状态尚可，考虑与乌司他丁（80 万～160 万 IU/d）的抗炎抗毒素、阻断细胞因子和炎性介质对细胞的损害及保护器官功能等有关。

12 胸腹联合伤

　　王某，男，58岁，温州人，2004年2月28日因交通事故受伤，入江苏省苏州市吴江区人民医院，经检查诊断为脾破裂；肠系膜撕裂；胰腺损伤、肋骨骨折、肺挫伤合并ARDS、血气胸。当天行腹部手术，术后诊断为脾破裂切除术、空肠破裂切除术（切除空肠1.5 m）、肠系膜修补术、外伤性胰腺炎。

　　术后回ICU病房，给予呼吸机机械通气加PEEP。3月6日出现腹腔感染，引起急性肺损伤，更换抗生素及呼吸机机械通气后，病情一度好转，3月14日试脱呼吸机。3月18日因脾窝脓肿、膈下脓肿，出现高热，周围血象增高及呼吸困难，SPO$_2$下降，氧合指数<200，考虑第二次发生ARDS。治疗方面再次给予呼吸机机械通气加PEEP。笔者会诊后加用乌司他丁120万IU/d，白蛋白加呋塞米，加强应用抗生素，选用美罗培南，同时外科会诊行开腹冲洗引流术。第二次手术后，第6天脱离呼吸机，经综合性治疗病情逐渐好转，于4月7日康复出院。

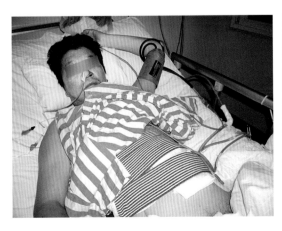

图12-1　二次手术后在ICU救治

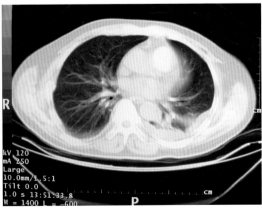

图12-2　肺挫伤

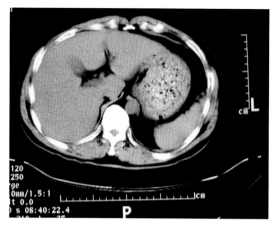

图12-3　伤后脾破裂

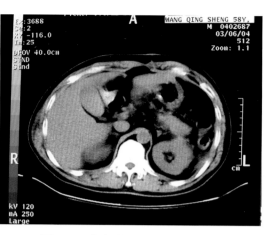

图12-4　脾破裂切除、空肠破裂切除

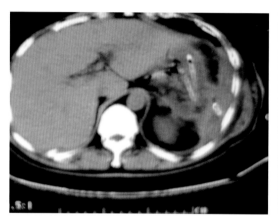

图12-5　脾窝脓肿引流

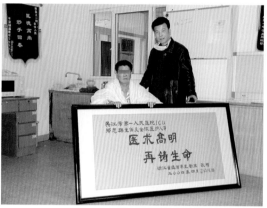

图12-6　康复痊愈向医院表示感谢

【讨论】

脓毒症一直被视为MODS的主要危险因素。它是机体免疫系统受到强烈刺激，进而引起多种生物级联反应（包括炎症反应过程，凝血纤溶系统改变等）所致。其中过度炎性反应发生较早，且占据重要的地位。国内学者方强等对重症脓毒症患者给予乌司他丁治疗，结果显示乌司他丁治疗组APACHE Ⅱ评分改善快，28天的病死率显著低于对照组，同时血清中促炎细胞因子水平较对照组显著降低，而抗炎IL-10明显升高。笔者在治疗脓毒症患者过程中也体会到乌司他丁对体温的改善和对脑、肺、肝、肾等的保护作用。

对脓毒症的机制，姚咏明提出，严重创伤、休克及脓毒症可以迅速引起机体的应激反应，激活神经内分泌系统，接着动员全身的免疫系统参与应激。它们之间以网络机制相互影响，促进自身的反应机制和联系网络恢复平衡，以确保机体成功承受打击。如果忽视了神经内分泌及免疫之间的整体特性，不分时机地单一针对机体的某一方面进行调控，有可能出现新的人为紊乱，结果适得其反。以往许多脓毒症干预治疗Ⅲ期临床试验失败也证明了这一点。因此，充分认识机体反应的神经内分泌免疫网络机制，对于深入阐明脓毒症的发生与发展机制，进一步为临床干预新途径的开展具有十分重要的意义。而神经内分泌免疫网络调节理论的形成与出现为脓毒症发病机制的进一步认识提供了契机。诸如烧伤、组织缺血缺氧、感染等都可引起急性炎性反应。这种刺激应激炎性反应的模式已引起许多科学家的关注，现在已认识到副交感神经系统在其中具有重要作用，并且这种模式已有了一个形象的称谓——"炎性反射"。然而，有趣的是，急性创伤应激导致的是副交感神经抑制和交感神经兴奋。2种基本的交感神经递质——去甲肾上腺素和肾上腺素在全身及局部都可对免疫细胞产生较大影响。因此，自主神经系统对机体免疫的影响机制是非常复杂的，有待深入探讨。下丘脑垂体肾上腺（HPA）轴和交感神经系统（SNS）是机体应激反应中最重要的"指挥者"和"执行者"，而蓝斑核与下丘脑的室周核有进一步激活内分泌系统其他通路的作用。

13 急性重症胰腺炎的手术时机

赵某，男，49岁，2005年10月因急性重症胰腺炎（非胆源性），住江苏无锡某院外科。行急诊手术，术后胰周围脓肿形成，再次剖腹手术，清除脓肿，由于引流管细，被堵塞，引流不畅。再次高热，白细胞 $36 \times 10^9/L$，中性92%，血压呼吸不平稳，出现严重低氧血症，MODS（心、肺、肝、肾）。转上海长征医院ICU治疗。经CT及

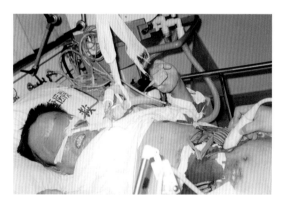

图13-1　第3次手术后

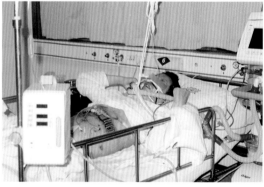

图13-2　腹腔感染，出现脓毒症、MODS

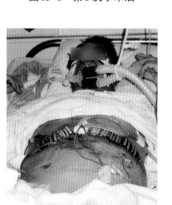

图13-3　术后安置多根腹腔冲洗引流管

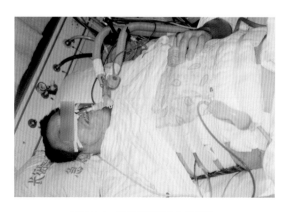

图13-4　腹腔引流出血性液体

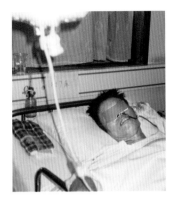

图13-5 肠外营养支持

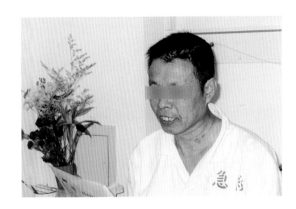

图13-6 康复

B超检查，发现腹腔有假性囊肿，合并感染，经会诊讨论行第3次手术，清除脓腔，加强冲洗引流，同时使用美罗培南、氟康唑和肠外营养等治疗。住院4个月后痊愈出院。

【讨论】

- 重症胰腺炎手术的指征和技巧及术后的处理

常见重症急性胰腺炎最常见的致病原因为胆石症和乙醇中毒。胆石引发急性胰腺炎的机制主要有如下解释：① 胆石嵌顿在乏特壶腹部，胆汁逆流入胰管；② 胆石排出时造成Oddi括约肌麻痹性弛缓，十二指肠内容物反流到胰管；③ 胆道内毒性物质如游离胆汁酸、非结合胆红素及细菌本身都可以损伤胰管或胰腺组织，导致胰腺炎。

在不少国家与地区乙醇中毒性胰腺炎在急性胰腺炎的发病率中已占据首位。乙醇诱发急性胰腺炎的原因可能与Oddi括约肌的收缩、胃泌素的刺激和胃酸分泌的增多等；呕吐物的反流以及乙醇对腺细胞内自我催化的直接作用，易造成乙醇诱发急性胰腺炎时微小胰管内蛋白栓子，这种蛋白栓子堵塞胰管，导致胰腺炎的发病。

有关急诊重症胰腺炎是否手术治疗，2006年6月在德国汉堡召开的国际胰腺病会议上提出了11项建议：① 轻者不手术；② 预防性广谱抗生素的应用应减少；③ 出现感染综合征（Sepsis syndrome）采用细针抽吸细菌学栓鉴别无菌性胰腺坏死和感染性胰腺坏死；④ 感染性胰腺坏死是手术或介入引流的适应证；⑤ 细菌学检查阴性者应保守治疗；⑥ 不主张发病14天内早期手术；⑦ 手术最大限度保留活的胰腺组织；⑧ 胆源性应行胆囊切除；⑨ 胆源性轻型患者可在恢复后尽早手术或同次住院中完成；⑩ 重症患者应在炎性反应充分消退或完全恢复后再行手术；对不适合切除胆囊者可选择内窥镜括约肌切开术。笔者认为以上适合重症胰腺炎的处理原则，目前基层医院轻易早期手术治疗，结果对后续治疗带来不少困难，值得临床医生注意。有专家认为重症胰腺炎一旦脓肿形成或有假性囊肿合并感染出现，应选择适当时机行手术治疗。此病的治疗应根据临床情况来确定，能不手术尽量采取非手术疗法，但如有手术指征，不要迟疑，以免延误手术时机。

重症胰腺炎的非手术治疗

戴某，男性，37岁。肥胖，原有高脂血历史，于2002年6月因上腹痛诊断为水肿型胰腺炎入温岭市第一人民医院消化科。经治疗好转出院。血脂控制一直较差。2003年5月26日去杭州爬山饮酒，暴饮暴食，吃"东坡肉"诱发上腹痛，确诊"重症胰腺炎"，病情进展急速，出现MODS（脑、心、肺、肝、肾等），转回温岭市一医院，予禁食、制酸、胃肠减压、抗炎、生长抑素善宁等处理无效，病情急剧恶化。2003年5月27日出现低血压，后血压降至"0"，呼吸急促，SaO$_2$<50%，全身紫绀，腹部高度膨胀，已处于濒死状态。转入ICU，予以气管插管，呼吸机PEEP达15 cmH$_2$O（1.47 kPa），血流动力学监测，生长抑素、抗炎制酸处理，腹腔置管引流。笔者会诊后，使用乌司他丁（UTI）40万IU，每4小时1次，改善患者全身炎性状况，白蛋白20 g＋呋塞米20 mg快速滴注，减轻组织间水肿，同时加强抗休克，采用生大黄5～10 g，每12小时1次等处理后，血压转正常，呼吸逐渐平稳，腹胀减轻。病情趋于平稳后，乌司他丁用量逐步减至10万IU，每6小时1次，共使用12天。生命体征稳定后，予以鼻空肠导管留置，给予能全力营养液。患者逐渐恢复，于2003年6月24日痊愈出院，后因不敢进食出现营养不良性贫血，经调整饮食，很快纠正。

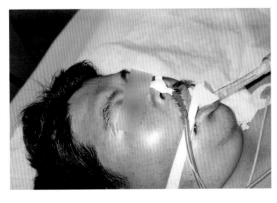

图14-1 抢救中

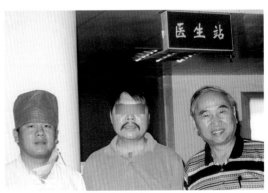

图14-2 康复出院时

【讨论】

马应杰报道，高脂血症性急性胰腺炎（acute hyperlipidemic pancreatitis, AHLP）在临床上引起了广泛重视。高脂血症引起的 AP 有上升趋势，文献报告约占 AP 的 1.3% ～ 12.3%。AHLP 机制尚不明确，可能与下列因素有关：① 血黏度增高致胰腺微循环障碍；② 来自胰腺外的脂肪栓塞，血清脂质颗粒聚集栓塞胰腺血管；③ 胰腺及其周围高浓度的甘油三酯（TG）被胰脂肪酶水解后，局部产生大量游离脂肪酸（FFA），超出白蛋白的结合能力，产生组织、细胞毒性，损伤胰腺腺泡细胞和小血管，导致 AP 的发生。尽管 AP 病情的轻重与血脂高低有无相关性仍存在争议，但是一般认为高 TG 血症会加重病情，且与 AP 的预后有关。高脂血症、过度炎性反应共同在 AP 的病例过程中起重要作用。

15 重症胰腺炎，肠梗阻膈下脓肿

钱某，男，38岁。重症胰腺炎，膈下脓肿，左侧肺不张，节段性麻痹型肠梗阻，脓毒性休克极度营养不良，由浙江转入上海市中医院外科ICU，膈下脓肿穿刺抽出混浊极臭液体30 mL，置引流管，笔者会诊停用糖皮质激素，改用乌司他丁，加用泰能

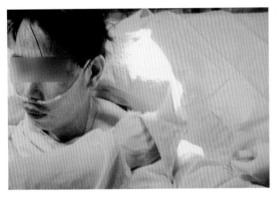

图15-1　膈下脓肿抽液

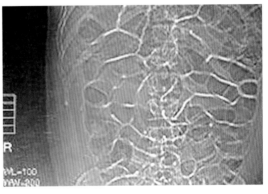

图15-2　卧位腹X线平片显示广泛肠腔扩张，肠壁增厚，提示麻痹性肠梗阻伴肠壁水肿

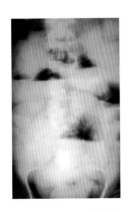

图15-3　立位腹X线平片显示多个气液平，提示肠梗阻

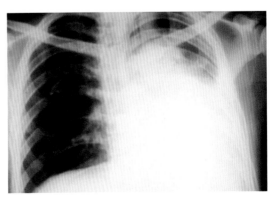

图15-4　胸X线片显示胸腔大部分变白，纵隔左移，提示左肺大部不张

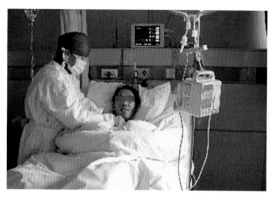

图15-5　家属护理

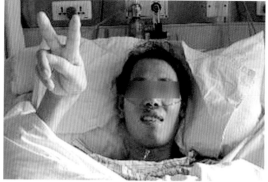

图15-6　康复

与氟康唑、TPN、肠内微生态制剂等治疗，半年后病情控制，康复。

【讨论】

急性重症胰腺炎（SAP）的治疗观点历来有争议，手术与非手术疗法各持所见。笔者认为，急性发病除胆源性合并感染引起的SAP需做急诊手术，一般情况，建议先行保守治疗，一旦腹腔形成假性囊肿和脓肿，存在坏死组织和脓液，需做清创手术；但引流冲洗管子最好使用大口径硅胶管，冲洗引流要彻底，抗生素要合理的选择，营养支持要保证。大剂量水解酶抑制剂乌司他丁（160万 IU/d）对全身炎性反应具有保护作用，对MODS患者使用大剂量白蛋白+呋塞米，可以获得裨益，值得临床应用。

16 创伤性湿肺处理"三多三少"

　　王某，男，65岁，车祸引起肋骨多根骨折，两肺严重挫伤，于1987年11月送入上海长征医院急诊抢救室，由于外科先行处理，扩容输液过多，继发肺水肿，严重低氧血症，结果在抢救室死亡。当时我科ICU初建，缺乏救治经验，未能严密监测、正确处理。

【讨论】

　　急性肺损伤（ALI）/急性呼吸窘迫综合征（ARDS）是由局部或全身多种疾病引起的一种常见危重症，ALI/ARDS在临床上表现为进行性的呼吸窘迫和顽固性的低氧血症。病理表现为急性的肺间质水肿，广泛的肺微血管内皮损伤，微血栓形成和肺泡内纤维蛋白沉着。

　　目前许多研究者开始把目光转向在ALI/ARDS发病机制中有重要意义的凝血和纤溶系统的异常。研究结果表明，发生ALI/ARDS时全身及肺内凝血和纤溶系统异常，表现为炎性反应引起凝血系统级联反应和纤溶系统受损，造成纤维蛋白沉积在肺泡和肺微循环血管中。通过调节凝血和纤溶系统来减少肺内纤维蛋白堆积，可能成为ALI/ARDS的一种重要治疗方法。ALI/ARDS时凝血系统及纤维蛋白溶解系统异常的研究进展，尤其是包括组织因子通路、蛋白C通路和由纤溶酶原活化物抑制因子（PAI1）调解的纤维蛋白溶解系统等，有可能成为治疗目标的关键环节。

　　肝素对凝血活动的各个环节均有作用，包括抑制凝血酶原转变为凝血酶，抑制凝血酶活性、阻止纤维蛋白原转化为纤维蛋白，防止血小板聚集和破坏等。Grau等通过大量体内试验表明，肝素不仅有传统的抗凝作用，还具有抗炎效应。肝素可降低血液中炎性介质（如组胺）的水平。Kabir等在实验中对ALI新生小猪模型使用肝素治疗后，发现肺换气和通气/血流比值改善，肺水肿减轻，肺泡透明膜形成减少。但Murakami等对吸入烟雾所致ALI绵羊模型的研究发现，大剂量肝素并不能减轻肺损伤及改善肺功能。这两种不同的结果可能与两种实验中使用物种和剂量的不同有关。肝素用于人体试验抗ALI的报道虽不多见，但从以上提到的文献来看，恰当使用肝素治疗ALI仍有可能，但应注意使用剂量。

（1）类似创伤性湿肺患者，由于输液过多，尤其是氯化钠过多，造成肺水肿，严重低氧血症死亡（本科初建时有2例）。

（2）总结经验，笔者认为创伤性湿肺的救治中除控制液体量外，应按"三多三少"，即救治中多输胶体，少输晶体；多输糖水，少输盐水；多输高渗，少输等渗（宜用10%高渗糖水，而少用5%等渗糖水）。晚近使用大剂量乌司他丁获得理想疗效。管向东研究发现，乌司他丁抑制急性肺损伤炎症细胞的聚集和激活，目前认为多形核中性粒细胞的聚集和多种蛋白酶，尤其是中性粒细胞弹性蛋白酶的激活在ALI的发病中起关键作用。Koji等发现乌司他丁可通过抑制肺组织中中性粒细胞浸润和炎症介质的过度释放，有效保护油酸所致的大鼠ALI，显著改善血氧饱和度。陈旭岩等通过测定肺组织血管通透性变化、湿/干质量比值、髓过氧化酶活性、脂质过氧化产物观察乌司他丁对内毒素致大鼠ALI的保护作用，提示乌司他丁作用于炎性反应的早期环节，通过抑制多种炎性介质而影响多形核中性粒细胞的趋化、聚集和激活。在1988～2007年的20年中，上海长征医院ICU贯彻上述治疗原则，创伤性湿肺无一例死亡，这方面愿与同道们共同探索。

17 严重多发伤（脑、胸、腹、骨盆、脊柱）

　　李某，女，30岁，车祸导致外伤后半小时，伴胸腹部疼痛。于2004年2月28日收入上海浦东公利医院，当时入院诊断为：① 失血性休克；② 多发伤：a. 双侧多发性肋骨骨折（右侧1～9肋，左侧5～9肋）右侧血气胸，右肺挫裂伤，左侧血气胸。b. 右额硬脑膜下出血，蛛网膜下隙出血。c. 脾脏血肿，肝右叶破裂，胃、小肠挫伤。d. 双肾挫伤，后腹膜血肿。e. 右耻骨上支骨折，右侧L2、L3横突骨折，右侧髂后上棘撕裂骨折，左侧髂关节轻度脱位。入院后，急行剖胸探查术，发现右中下肺叶撕裂伤，胸壁胸膜破裂，肋间血管出血（9处），进行肺修补及肋骨固定术，同时腹膨隆，抽出不凝血，即行剖腹。发现脾脏破裂，肝左叶碎裂伤，左膈肌裂伤，胃、横结肠挫裂伤，完成了脾切除、肝左叶部分切除及空肠和胃造瘘，术后送入ICU，经口插管接呼吸机支持呼吸。呼吸设置IPPV模式。VT 350 mL，呼吸频率16次/分，I∶E = 1∶1.5。PEEP 6 cmH$_2$O（0.59 kPa）。术后第二天改经鼻插管，同时给予抗生素抗感染（头孢曲松，后用美罗培南3天，未发生真菌感染），奥美拉唑3天，生长抑素6天停药，乌司他丁20万IU，每8小时1次，连用15天等其他保护脏器功能药物治疗，术后第3天神志逐渐转清，行左侧胸腔穿刺，抽出暗红色液体380 mL，同时每日给予TPN支持（6 276～7 531.2 J或1 500～1 800卡），术后第4天出现胸闷，心悸心率150～180次/分，呼吸20～26次/分。两肺闻及湿啰音，考虑合并急性左心衰竭。用强心利尿、扩血管等药物治疗，5小时后逐渐控制。术后第5天，行气管切开。加用生长激素4.5 IU/d。拔除右侧胸腔引流管和腹腔引流管。肠鸣音存在，经空肠造瘘滴入蒸馏水20 mL/h，患者出现腹胀，给予生大黄粉灌肠及胃动力药3次，第7天空肠造瘘肠内营养。术后12天给予百普素肠道营养，术后20天停用呼吸机，堵管2天后拔气管套管；胃造瘘管夹管，开始饮水，术后一个月空肠造瘘管拔管，正常饮食。3月1日至4月6日由左侧胸腔抽取3次血性积液，分别为380 mL、305 mL、150 mL，右侧胸腔抽取积液450 mL。康复期，患者近期遗忘记忆，进行高压氧舱治疗，术后40天后下床活动，4月27日痊愈出院。

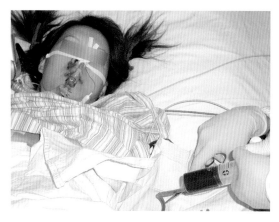

图17-1　右侧开胸，左侧血胸抽取血性积液3次分别
　　　　为380 mL、305 mL、150 mL

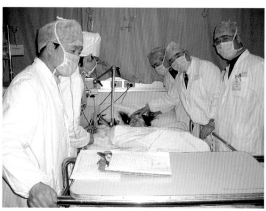

图17-2　查房会诊

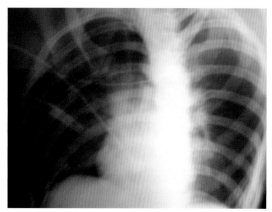

图17-3　胸片显示右肋9根、左肋7根骨折，胸廓变形

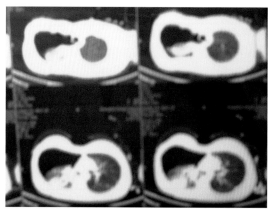

图17-4　CT显示右肺挫伤血气胸

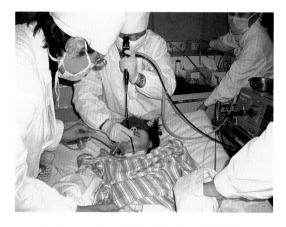

图17-5　肺感染出血，纤支镜肺灌洗止血

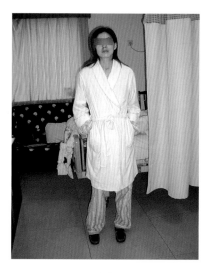

图17-6　康复痊愈出院

【讨论】

肠内营养（EN）有助于维护肠道的微生物、肠黏膜、免疫屏障功能，防止细菌移位，减少感染发生率，使营养物质的吸收、代谢更符合生理过程，减少了代谢并发症的发生率。重型颅脑损伤患者在应激情况下，胃多处于轻瘫状态，故容易出现胃潴留，但小肠的吸收功能大多仍然存在。由于受空肠营养管置管技术的限制，胃管仍然是最常用的肠内营养途径，胃潴留及胃内容物反流引起的窒息、误吸，在临床上较为常见，且后果相当严重，临床医生不得不停止肠内营养，等待胃肠蠕动功能的恢复，这样无疑会推迟早期肠内营养支持的时间，但若经鼻肠管营养就可以有效地避免上述情况的发生。因为胃肠道在受到应激时，蠕动功能的恢复以小肠最快，其次为胃。国外有资料显示，经鼻肠管营养可以大大减少胃潴留的发生率，明显提高肠内营养的耐受性。应用鼻肠管患者的反流、误吸发生率明显少于应用鼻胃管患者。由于胃和小肠在生理功能上的差异，使得胃能够耐受顿服，而小肠则要求肠内营养液匀速、缓慢、持续地滴入，这可能是导致腹泻发生的原因之一。故经鼻肠管营养最好使用营养泵，但如果没有营养泵，在临床应用中，稍加注意营养液的滴注速度就可以做到尽量的匀速。应用鼻胃管由于有反流、误吸发生危险，故肺部感染发生率也会比较高，当然，应用鼻肠管也会有肺部感染发生，考虑这与患者本身病情严重、咳嗽、咳痰反应差以及卧床等有一定关系。

急危重症患者时常有消化道出血、胃肠动力学障碍，无法行肠内营养，只好行肠外营养（PN）；但脂肪乳剂单独使用不够合理，易发生氧化代谢不全、肺小血管栓塞、肝损害等不良作用，故有专家提出需要24小时内平均给予。PN常在创伤或大手术1～2周后才开始，笔者认为为期太晚，建议1～3天内就可以开始使用。EN很重要，建议复杂腹腔手术需做空肠造瘘或行鼻空肠管者应行早期肠内营养，使机体尽早得到充分营养，增加免疫抵抗力，保护肠黏膜屏障，减少肠源性感染，减少抗生素应用。笔者认为，肠内肠外营养结合，并以肠内为主，有利于保护胃肠正常功能。

创伤性膈肌破裂在严重胸腹膜联合伤中占3%，因此，应提高对创伤性膈肌破裂的认识，争取早期诊断。笔者体会：① 下胸部和上腹部的创伤若是开放性的，应注意伤道方向、刺伤的深度，以便估计可能受损的器官。对钝性损伤应了解暴力部位，注意合并伤可能掩盖胸腹部器官损伤的症状。② 同时出现呼吸和消化系统症状是创伤性膈疝的重要特征。③ 胸部钝性伤后一侧胸痛向同侧肩部放射是膈肌损伤的典型征象。④ 密切注意血胸、血腹，如果胸腔内引流的出血量较难解释失血性休克，就应想到腹部器官损伤。⑤ X线检查是诊断的重要手段，上腹部开放伤者若有血气胸，常提示创伤性膈肌破裂，若胸X线片显示胃肠影像可确诊创伤性膈肌破裂。

18 多发伤并发脂肪栓塞综合征（FES）

李某，男，39岁。2005年11月11日6时车祸致右股骨、右胫腓骨粉碎性骨折。同日17时入镇江解放军359医院ICU。14日下午16时突然出现咳嗽、胸闷、呼吸困难，呼吸频率渐升至60次/分左右，经皮SO_2渐降到60%，心率130～140次/分。血压75/40 mmHg（10/5.33 kPa）。急诊床边胸片显示"暴风雪样"改变，CT显示两肺弥漫性浸润改变（见X线图）。血气分析：PaO_2 45 mmHg（6 kPa），$PaCO_2$ 56 mmHg（7.47 kPa）。pH 7.15，

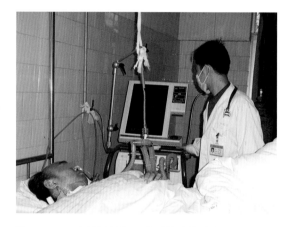

图18-1　下肢长骨骨折，脂肪栓塞综合征，ARDS救治中

为急性脂肪肺栓塞引起严重低氧血症。行气管切开、机械通气，潮气量420 mL，PEEP 18 cmH_2O（1.76 kPa），氧浓度90%，甲基泼尼松龙120 mg，每6小时1次

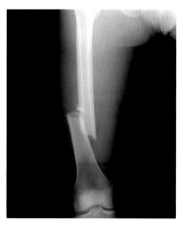

图18-2　右股骨干骨折

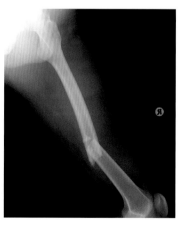

图18-3　右股骨干骨折

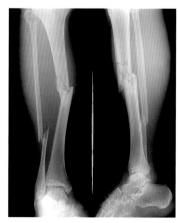

图18-4　胫腓骨折

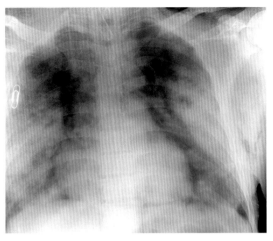

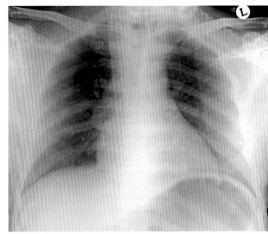

图18-5 胸片显示两肺暴风雪改变，结合临床，提示 肺脂肪栓塞

图18-6 治疗后胸X线片显示病灶大致正常，呼吸功 能恢复

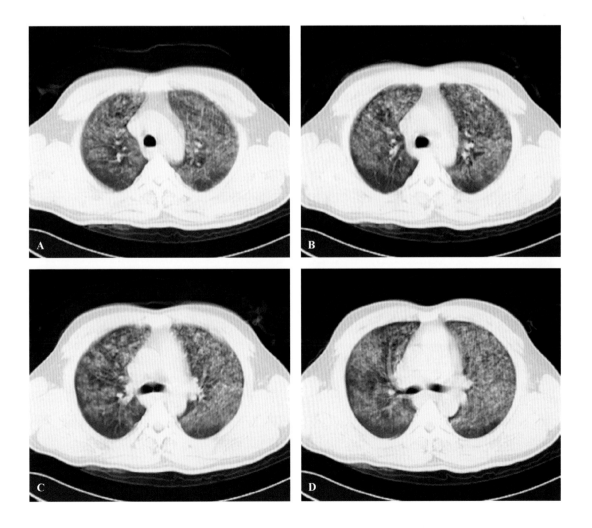

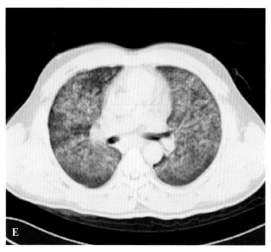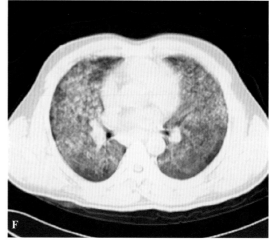

图18-7 CT显示肺脂肪栓塞不同层面的变化

静滴，多巴胺维持血压，但病情仍难以控制，笔者会诊后加用乌司他丁，30万IU，每6小时1次；白蛋白20 g+呋塞米20 mg，每8小时1次，快速滴入。经上述处理，经皮SO$_2$升至95%。血气分析：PaO$_2$ 67 mmHg（8.93 kPa），PaCO$_2$ 64 mmHg（8.53 kPa）。pH 7.27。自主呼吸35次/分。有血性气道分泌物。心率120次/分，血压112～150/60～90 mmHg（14.9～20/8～12 kPa）。加大甲基强的松龙至280 mg，每6小时1次，乌司他丁60万IU，每6小时1次。白蛋白20 g加呋塞米40 mg，每6小时1次。其他治疗不变。17日病情改善并渐稳定。氧合改善并渐趋于正常。12月2日，完成骨科内固定术，病情稳定，康复出院。

【讨论】

脂肪栓塞综合征的早期诊断较困难，当肺和脑症状出现严重低血氧又不易被一般氧疗所纠正，皮肤出现瘀点、肺X线片改变、意识障碍等状况时应予以警惕。首先对骨折肢体行充分有效固定，并纠正休克，但输血、输液过程要防止肺水肿发生。除亚临床型脂肪栓塞综合征可用鼻导管和面罩给氧外，对爆发型和典型FES需行气管插管或切开行机械辅助呼吸，调节各种参数，加强吸氧浓度，使SaO$_2$达95%，PaO$_2$达80 mmHg（10.7 kPa）。肾上腺皮质激素的使用能解除肺血管痉挛，并有抗炎和减轻肺水肿的作用；乌司他丁可抑制粒细胞弹性蛋白酶，减轻肺组织炎性浸润，对保护肺部气体交换功能有利。通过应用大剂量白蛋白+呋塞米，有利于改变血液渗透压，促使肺泡与肺间质水肿液的吸收排出，对于纠正低氧血症和脑水肿减轻有裨益，有关乌司他丁治疗FES未见有报道。

早期高压氧治疗是近年来治疗FES成功的重要方法之一。其主要作用机制是：

（1）提高血氧分压、血氧含量和脑组织的氧储备，从而迅速改善病灶区域供氧，改善有氧代谢，增加能量，减少酸性代谢产物。

（2）增加脑组织内毛细血管氧弥散半径。

（3）改善微循环可通过增强红细胞可变性，调整血液凝固系统，降低血液黏度，改善微循环调节功能等。

（4）控制脑水肿，降低颅内压，从而减轻脑损伤。

（5）刺激病灶内毛细血管新生，以促进侧支循环建立。

（6）恢复缺血半暗区的细胞功能。

（7）增加吞噬细胞的吞噬能力，以清除梗死灶内坏死神经元、胶质细胞、血管内皮细胞基膜、各种纤维髓鞘，减轻炎性反应对细胞的损害。

（8）减少或消除无氧代谢。

（9）改善脑干网状激活系统功能，促使昏迷患者觉醒。

19 车祸多发伤肺出血严重低氧血症

　　乐某，男性，52岁，台湾籍。因车祸多发伤、胸部痛、呼吸困难2.5小时，于2006年6月10日1时入昆山市第一人民医院。急诊室测血压93/55 mmHg（12.4/7.33 kPa），全胸X线片显示左侧多发性肋骨骨折，左侧肺挫伤，左侧少量皮下气肿。查体见神志清，口唇紫绀，左侧呼吸音低，触诊有骨摩擦感。心率60次/分。诊断为左侧多发肋骨骨折，左肺挫伤，创伤性休克。次日3时，患者出现左侧胸部剧痛，呼吸困难，伴反常呼吸，同时血压下降至85/50 mmHg（11.3/6.67 kPa），予以呼吸机辅助通气。救治中应用血管活性药物（多巴胺+多巴酚丁胺+去甲肾上腺素）维持血压。应用3天后，血压稳定于130/80 mmHg（17.3/10.7 kPa）左右。入院后复查全胸X线片，显示左侧胸腔积液，予以胸腔闭式引流术，引流出血性液体，并予以抗感染、止血、止痛、营养支持等常规治疗，白蛋白20 g+呋塞米，每6小时1次，减轻肺间质、各组织水肿。6月16日患者再次突发胸闷、气促，大量鲜红色泡沫痰涌出，双肺可闻及湿性啰音。再次会诊，考虑为创伤性湿肺，肺出血肺水肿。笔者首次尝试给予乌司他丁100万IU，静滴半小时，未见不良反应，后每6小时1次，连用3次，病情稳定，以后改为40万IU，每6小时1次，连用14天，并予以气道内滴入肾上腺素0.5 mg，每6小时1次；止血、解痉，5小时后病情平稳，胸闷、血痰缓解。之后病情逐日平稳，呼吸机条件逐日降低。21日起体温升高至38.6℃，血象显示WBC $13.62×10^9$/L，N 95.6%，痰培养示肺炎克雷伯菌。口咽部有白斑，同时合并真菌感染，予以美罗培南+氟康唑抗感染。4天后，体温下降至正常，血象逐渐下降：WBC $11.64×10^9$/L，N 83.8%。继续巩固治疗10天左右，于7月2日起试

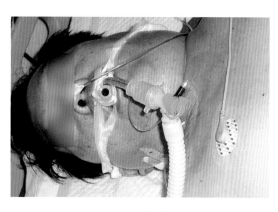

图19-1　多发伤救治开始

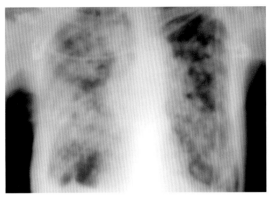

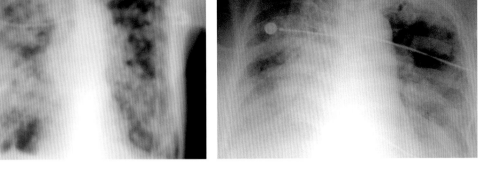

图19-2　肺挫伤，胸X线片显示两肺散在大小不等斑　　　图19-3　肺部感染
　　　　　片影

脱呼吸机成功，7月5日转胸外科继续康复治疗。

【讨论】

• **创伤性湿肺伴有严重肺出血的处理**

目前，医界普遍认为，当机体受到各种严重感染、创伤、手术、烧伤、休克、胰腺炎及再灌注损伤等因素刺激时，可以形成失控的全身性炎症反应综合征（SIRS），机体在这种状态下，即使原发致病因素消除或减弱，炎症反应仍可继续存在，并最终导致ALI和ARDS。

目前认为多形核中性粒细胞的聚集和多种蛋白酶，尤其是中性粒细胞弹性蛋白酶的激活在ALI的发病中起关键作用。Koji等发现乌司他丁可通过抑制肺组织中中性粒细胞浸润和炎症介质的过度释放，有效保护油酸所致的大鼠ALI，显著改善血氧饱和度。陈旭岩等通过测定肺组织血管通透性变化、湿/干质量比值、髓过氧化物酶活性、脂质过氧化产物观察乌司他丁对内毒素致大鼠ALI的保护作用，提示乌司他丁作用于

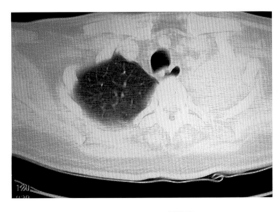

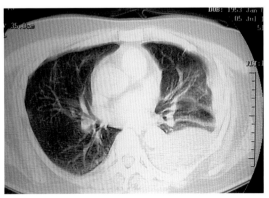

图19-4　CT示肺挫伤　　　　　　　　　　图19-5　左侧胸水，合并肺挫伤

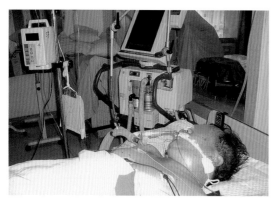

图 19-6　呼吸机支持

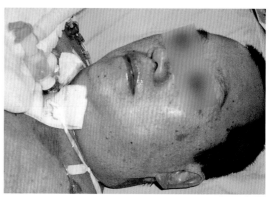

图 19-7　病情稳定脱呼吸机

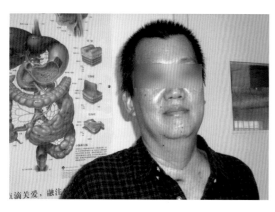

图 19-8　康复

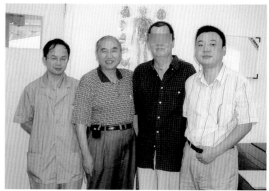

图 19-9　康复和医生合影

炎性反应的早期环节，通过抑制多种炎性介质而影响多形核中性粒细胞的趋化、聚集和激活。管向东教授认为在 ALI 中使用乌司他丁可以纠正肺通气与血流比例的失调，提高肺泡氧合功能，减轻肺损伤。

　　笔者在 ALI 治疗中首次大剂量使用乌司他丁，结果发现对急性肺损伤有明显的治疗作用，且无毒副反应。用于严重创伤、急性胰腺炎和脏器移植，均收到较好的疗效。

　　另外气道内给肾上腺素可达到止血解痉的作用。该病例的救治能取得很快地痊愈康复，笔者认为与大剂量乌司他丁应用有关。

20 脑干伤救治成功

李某，男，44岁，于2004年5月因台风使窗户坠落，打中患者头顶，进上海公利医院，昏迷不醒，呼吸困难，血压下降，CT发现脑干损伤。经全市会诊，立即采用亚低温脱水脑保护，呼吸机支持，脑细胞营养（纳洛酮、乌司他丁、GM-1等）。经2个月后，自主呼吸恢复，生命体征稳定，各种反射恢复良好，但大脑皮质功能仍未得到改善，即行高压氧舱治疗，先后5个疗程，意识基本恢复，痊愈出院。

【讨论】

• 脑干损伤的救治

刘伟国报道脑弥漫性轴索损伤（DAI）是头部遭受加速性旋转外力作用时，因剪切力而造成的以脑部神经轴索肿胀断裂和毛细血管损伤为主要特征的原发性脑损伤，多数病情危重，是颅脑损伤后植物状态生存、重残和死亡的常见原因之一，也是临床救治的重点和难点。

诊断标准包括：

（1）头部有加速性损伤病史。

（2）临床表现　伤后有原发性昏迷、躁动不安，无明确的神经定位体征，排除因窒息、血容量不足及呼吸、心搏骤停等导致的脑缺氧。

（3）CT/MRI检查　发现脑灰、白质分界不清，其交界处见散在半点状出血灶，脑白质及胼胝体、基底节区、脑干等可见点状或片状的散在小出血灶（直径≤2 cm）；MRI检查发现脑白质及胼胝体、基底节区、脑干等区域，有点状、片状或弥漫性水肿，可伴有脑室、脑池受压减小或闭塞；中线结构无明显移位（≤5 cm）。

（4）CT/MRI检查结果可与严重程度与临床表现不一致。

（5）可伴有蛛网膜下腔出血；未合并硬膜外血肿，无脑室内出血，无其他重要脏器合并伤或功能衰竭。

DAI其本质是剪应力造成的神经轴索和伴行血管扭曲损伤，病理学特征有轴索肿胀、轴索回缩球形成和脑白质内弥散性或局灶性损伤等。

脑干损伤或脑干出血及梗塞死亡率甚高，治疗上除脱水、降温、脑细胞营养药等治疗外，并发症（包括高热、水电解质紊乱、脏器损害及感染脓毒血症等）常为死亡的直接原因，一旦脑水肿期平稳过渡，脑干功能局部恢复，并行高压氧舱治疗，少数患者能获得成功。但笔者建议高压氧的治疗时间要早，疗程要长，效果会更好。

21 重症胰腺炎并发ARDS

　　王某，男，70岁，上海长征医院教授，2003年8月26日晚9时无诱因上腹部痛，呕吐2次，出冷汗，不发热，血淀粉酶871 IU/L，白细胞19.0×10^9/L，N 79.2%，B超显示"胰头胰体增大，胆囊切除"术后，诊断为急性重症胰腺炎入消化科治疗，后因发生呼吸衰竭、低氧血症、心功能不全、严重腹胀转急救科ICU救治。由于患者不愿上呼吸机，用奥美拉唑（洛赛克）、生长抑素（思他宁）及乌司他丁（UTI）40万IU，每6小时1次。在此基础上加用白蛋白20 g，呋塞米40 mg，立即排尿，2小时达3 000 mL，病情迅速好转，一周后转入消化科康复出院。随访3年一切正常，现继续工作。

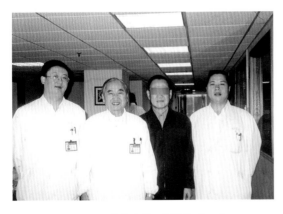

图21-1　康复出院2年随访（一）

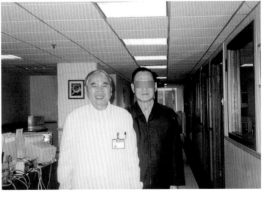

图21-2　康复出院2年随访（二）

【讨论】

　　SAP引发ARDS很常见，有时见低氧血症，难以纠正，其肺部影像学改变。

　　李素荣报道引起ALI与ARDS的致病因素种类很多，按对肺的损伤方式不同可分为直接损伤和间接损伤两类，直接非损伤引起的ARDS又称肺源性ARDS（ARDS caused by pulmonary disease, ARDSp），间接损伤引起的ARDS又称肺外源性ARDS（ARDS caused by extrapulmonary disease, ARDSexp）。

● ARDS的影像学表现

（1）早期阶段　正位胸X线片不易直接显示，一些间接征象提示可能存在下叶肺不张，如肺底部密度增高及右侧水平裂与右膈顶距离缩小。

（2）中期阶段　因液体渗透到肺间质，同时肺透明膜在肺泡内、呼吸性细支气管和肺泡管内形成，双侧肺内弥漫性渗出，胸X线片显示肺透亮度减低或者边界模糊的毛玻璃阴影，伴随肺门周围模糊，边界不清的线状阴影从肺门向周边延伸。当液体渗出到肺泡内，胸片出现肺实变，在初期呈斑片状，随后常融合为弥漫、均匀的大片阴影，需与心源性肺水肿鉴别，实变越致密表明肺泡损伤越严重；实变区内可见显著的支气管充气征；全部肺野均可受累，但不完全一致，部分区域可无实变出现。

（3）晚期阶段　胸X线片或CT中肺部阴影密度减低，肺部开始进行广泛的结构重建，肺间质和支气管血管纹理扭曲变形。在这一阶段，胸膜下气囊显著增多，直径可从几毫米到数厘米，形成原因通常与长期的机械通气有关。另外，晚期ARDS的气胸发生率为87%，明显高于早期（30%）和中期（46%）。

（4）后遗症期表现　对15例康复6～10个月的ARDS患者进行复查，CT显示肺实质在改变中，最为常见的是小叶间隔增厚（占87%），其他征象，如非小叶间隔、实质索带、胸膜下及肺内囊腔、肺毛玻璃阴影、肺结构变形、蜂窝及局部落实变伴随牵拉性支气管扩张亦可见到；肺部改变的在腹侧较背侧多见而显著，大块的纤维化、蜂窝及肺内囊腔均位于腹侧，病变从肺尖到肺底的分布无显著性差异。还可见到毛玻璃阴影和小叶性肺气肿。上述征象与急性期的毛玻璃阴影分布范围一致，与致密实变影的分布范围呈负相关，表明ARDS后遗症期病变的分布多位于急性期通气较好的区域，通气不良或肺不张区域遗留病变较少，推测ARDS后遗症期的病变可能与机械通气及氧气损伤有关。

本病例为重症胰腺炎，合并肺、消化道、肝肾等损害，经药物治疗后，突出的是呼吸困难进行性加重，低氧血症不能纠正。患者与其家属均为医生，不同意行呼吸机治疗，笔者考虑胰腺炎合并肺损伤，主要由于炎性介质，细胞因子引起肺间质，肺泡水肿，气体弥散障碍及肺内动静脉旁路开放，低氧血症难以纠正。故采用大剂量白蛋白（20 g），15分钟内滴完。随即给呋塞米40 mg推注，很快出现尿量增加，两小时达3 000 mL，肺及各个脏器功能逐渐好转。以后连续按照上述方法使用5天，病情稳定好转，转出ICU至消化科，康复痊愈。

22 神经源性肺水肿

李某，男，25岁，新疆库尔勒油田勘查员。于2007年2月13日在戈壁滩施工时被工程车所压，在当地救治后转库尔勒市巴州医院ICU治疗，诊断为闭合性颅脑伤、

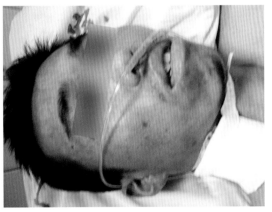

图22-1　新疆库尔勒油田受伤者在抢救中

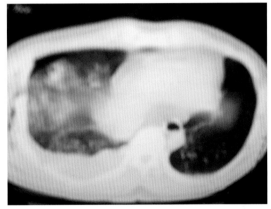

图22-2　严重肺挫伤

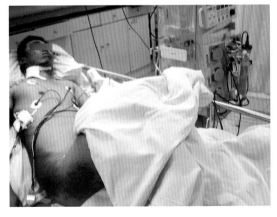

图22-3　一周后发生神经源性肺水肿

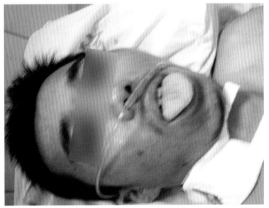

图22-4　经脱水及乌司他丁（400万IU/d）治疗病情很快控制转骨科手术

颅底骨折、熊猫眼、双肺肋骨骨折，肺挫伤、骨盆骨折、左股骨骨折、创伤失血性休克。笔者于2月17日首次会诊处理后病情稳定。于2月22日傍晚在病情稳定的基础上突然发生肺水肿，严重缺氧，氧饱和度80%，经该院全院会诊，考虑是左心衰竭肺水肿引起的严重低氧血症，即电告，笔者答复对方，诊断应为颅脑损伤造成的神经源性肺水肿，并非心源性肺水肿。应立即用20%的甘露醇250 mL，先行脱水，而后白蛋白呋塞米间断脱水，加用大剂量乌司他丁100 IU每6小时1次，病情很快控制，5天后生命体征稳定，转至骨科手术治疗。

【讨论】

• 神经源性肺水肿的诊断与处理

肺水肿常由于肺毛细血管和肺泡壁通透性增加、肺毛细血管内静脉压增高，肺淋巴管阻塞和血浆白蛋白浓度降低等原因引发。

神经源性肺水肿发生的机制　颅外伤和脑出血发生颅高压，下丘脑功能紊乱，释放大量α肾上腺素能递质，引起弥漫性、一时性血管强烈收缩。血液从高阻体循环，运转到低阻肺循环，使肺毛细血管静水压上升和通透性增加，导致肺水肿。治疗可按高压性肺水肿处理，除用强心利尿、扩血管药外，应加用甘露醇、白蛋白再加呋塞米等脑肿胀脱水治疗，常获理想疗效。

23 金葡菌脓毒症MODS

刘某，女，21岁，大学生。感冒输液后体温上升，气急干咳，白细胞32×10^9/L，中性95%，血压下降60/40 mmHg（8/5.3 kPa），心率150次/分，呼吸40～50次/分，

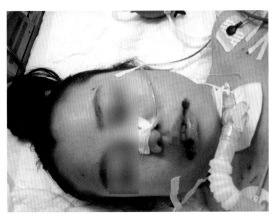

图23-1　金葡菌脓毒症抢救初期

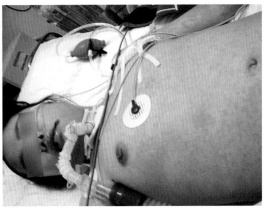

图23-2　金葡菌引起的出血性皮疹

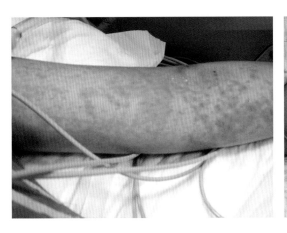

图23-3　金葡菌引起出血性皮疹

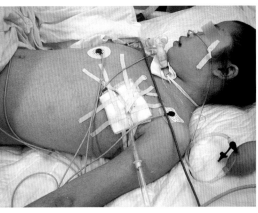

图23-4　金葡菌血行播散，肺脓肿气胸

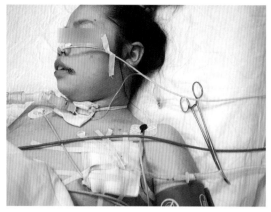

图 23-5　昏迷休克，气胸

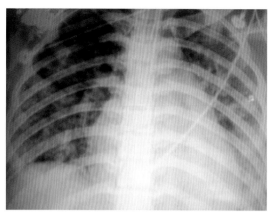

图 23-6　起病初期

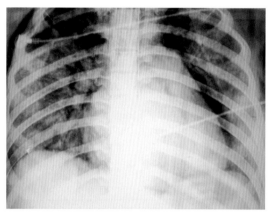

图 23-7　气胸

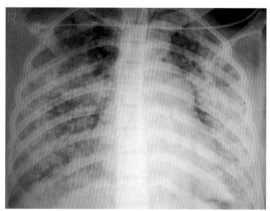

图 23-8　两肺囊泡样改变

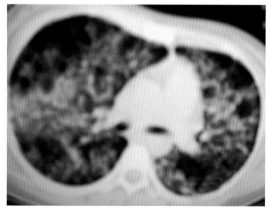

图 23-9　金葡菌血行播散，囊泡样改变，部分形成空洞

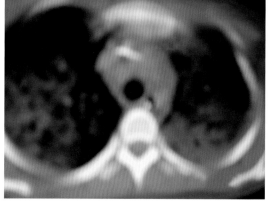

图 23-10　万古霉素治疗一周后肺部病情好转

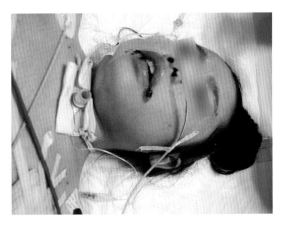

图23-11　万古霉素治疗一周后口腔和嘴唇出现出血性溃烂

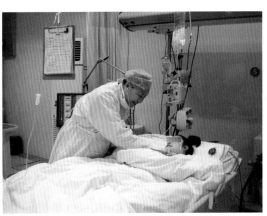

图23-12　ICU检查中

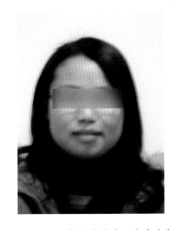

图23-13　3个月后随访，完全康复

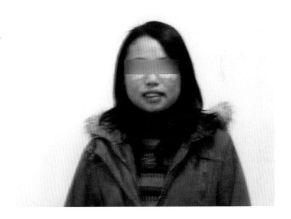

图23-14　3个月复查，各脏器恢复良好

氧饱和度80%。两次血培养、两次痰培养和气管套管培养均有金黄色葡萄球菌，肺部X线胸片和CT出现斑点状，囊泡样改变，躯干和双侧上臂出现出血性斑丘疹，双腿皮肤多处有小脓疱，培养结果是金葡菌生长，意识丧失，昏迷不醒，低氧血症，血压下降，黄疸，肝功能损害，血小板下降至28.0×10^9/L，各项凝血指标异常改变，符合DIC的诊断，确诊为金葡菌脓毒症MODS并发气胸。住南昌医学院二附院ICU救治，笔者会诊后采用万古霉素治疗，未加用美罗培南、泰能和头孢类药物，加强营养，增强抵抗力，大剂量乌司他丁400万 IU/d（共5天）。病情逐渐好转，痊愈出院，3个月后随访无后遗症。

【讨论】

● 金葡菌脓毒症治疗中注意事项

耐甲氧西林金黄色葡萄球菌（methicillin-resistant staphyococcus aureus, MRSA）于

1961年首次在英国发现。40多年来，其在临床的检出率越来越高。广州地区12家医院在2000～2003年间，每年MRSA的检出率分别为50.8%、65.0%、61.1%和70.8%，呈递增趋势（P < 0.001）。长期以来一直认为万古霉素（vancomycin）是治疗严重MRSA感染的最佳药物，也是治疗革兰阳性球菌感染的最后一道防线。但1997年日本报道从临床分离出对万古霉素敏感性降低的金黄色葡萄球菌（金葡菌）菌株，随后在美国也发现了耐万古霉素的菌种，其使用量的增减，导致MRSA感染治疗的难度不断加大。治疗MRSA感染的药物除万古霉素、替考拉宁（teicoplanin）等抗生素外，近年来还有一些新药问世，如奎奴普丁/达福普汀（quinupristin/dalfopritin）、利奈唑胺（linezolid）和阿贝卡星（arbekacin）等，应用于临床后表现出较好的疗效。最近抗MRSA感染的免疫治疗研究发展甚快，如DNA疫苗、金葡菌荚膜多糖疫苗、葡萄球菌肠毒素C突变体（mSEC）疫苗，但临床使用的报道较少。笔者认为至2006年，治疗金葡菌脓毒症仍以万古霉素和替克拉宁为主要药物。

该患者是大学生，平时身体健康，本次突然起病，高热，血象高，很快出现MODS，昏迷DIC，血液和气管插管培养出金葡菌，诊断确切，但治疗中存在几个分歧点：① 对病原的治疗除万古霉素外，有专家认为，使用呼吸机支持易发生呼吸机相关性肺炎，提出同时加用泰能或美罗培南。笔者会诊认为没有必要，因为当前主要矛盾是控制金葡菌感染，加用碳青霉烯类，表面上看是合理的，但其结果有可能继发真菌感染，使治疗更为复杂、更为艰难；② 患者存在DIC，专科医生认为已进入纤溶期，不能用肝素。笔者明确表示，临床实践中充分证明，DIC的治疗不论在哪一期，不用肝素只会使病情加重，DIC的治疗核心是祛除病因，阻断病理环节，疏通微循环，改善各脏器供血供氧，故应该使用肝素，但剂量宜小；③ 专科会诊中强调自己专业的重要性，笔者认为应有整体观念，ICU的医生应掌握救治中的整体性、主次性、动态性和预见性。

24 输液反应脓毒症

郑某，男，某市领导，60岁。2005年11月5日，出现严重输液（中药）反应，感觉胸闷、意识障碍、抽搐（实为寒战）、高热39.5℃、白细胞28.00×10^9/L、中性95%，呼吸困难，低氧血症，血压下降到76/50 mmHg（10.11/6.67 kPa），黄疸，肝功能损害，尿少，血小板下降至33×10^9/L，PT、APTT延长，D二聚体增高，呈现MODS（脑、心血管、肺、肾、DIC等）。笔者会诊否定"过敏反应"，认为乃属"脓毒症"，建议采用美罗培南（1 g，每8小时1次）、氟唑康、替硝唑等治疗，加用乌司他丁40万IU，每6小时1次，病情好转稳定，两周后又行高压氧舱治疗，后康复出院，继续工作，随访半年，一切正常。

【讨论】

输液反应不但在条件差的医疗单位出现，即使是设备良好的医院，在炎热夏季也常有发生。常见的有：① 发热反应：多认为由可溶性多糖体致热原引起，不少为细菌或真菌毒素对机体作用，引起寒战、高热、血压下降、休克、MODS，甚者死亡，常

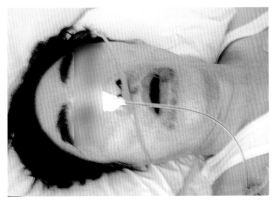

图 24-1 输液反应第3天

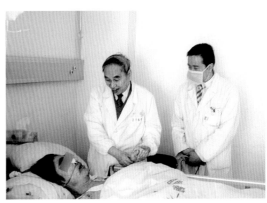

图 24-2 救治1周后

由输液中间环节存在问题比如药品、溶液（葡萄糖液或葡萄糖氯化钠溶液等）、输液管被污染等引发。② 过敏反应：为即速反应，有平滑肌痉挛、喉头水肿、呼吸困难、顽固性休克，严重时心肺骤停。也可出现迟发性皮疹、消化道不适等。本例早期临床表现不典型，故开始时误诊为过敏性休克。

25 食用生黑木耳后引起肺毛细血管渗漏

刘某，女，24岁，哈尔滨籍，因"反复腹泻、呕吐2天"于2006年10月5日18时入住广州中山医院消化内科。入院前2天进食冰箱久置的黑木耳后出现反复腹泻，为水样便，伴有恶心，呕吐，精神倦怠。入院检查颈无抵抗，病理征阴性，体温36.7℃，心率104次/分，呼吸24次/分，血压124/60 mmHg（16.5/8.0 kPa）。神志清楚，呼吸稍促；结膜不苍白，巩膜无黄染。心肺听诊未闻及异常。腹软，中上腹轻压痛，无反跳痛，肝脾肋下未触及，移动性浊音阴性，肠鸣音8～9次/分；双下肢无浮肿。入院后给予左氧氟沙星抗感染、补液等对症支持处理，患者腹泻症状缓解，但仍频发呕吐，于10月6日19时，患者呈昏睡状态，呼之无应答，体温不高，呼吸深快，20～25次/分，心率120～130次/分，血压116/60 mmHg（15.4/8.0 kPa），对疼痛刺激反应减弱，瞳孔等大等圆，直径约4 mm，直接、间接对光反射灵敏；21时30分患者意识障碍较前加重，呈昏睡浅昏迷状态，并突发双眼上翻，牙关紧闭，四肢肌张力增高。诊断考虑为食物中毒，中毒性脑病，急性肾功能不全，中毒性心肌炎，电解质紊乱，代谢性酸中毒。给予甘油果糖脱水降低颅内压，5%碳酸氢钠静点，纠正酸中毒，输入高糖及胰岛素降低血钾；患者仍处于昏迷状态，心率、呼吸增快，呼吸35～45次/分，血氧饱和度85%～90%，呈下降趋势，心率多为150～160次/分，血压尚平稳，气管插管后转入ICU继续治疗，当时神志昏迷，呼吸急促，45～55次/分，心电监护显示心率170～180次/分，血压140～150/70 mmHg（18.6～20.0/9.3 kPa），SPO$_2$ 80%～85%，压眶反射未引出，结膜水肿，双瞳孔等大等圆，直径约2.5 mm，光反射灵敏，双肺呼吸音粗，未闻及明显干湿啰音，心率180次/分，律齐，未闻及病理性杂音，腹软，腹膜刺激征无法检查，双下肢无浮肿。转入后给予亚胺培南西司他丁抗感染、脱水降颅内压、CRRT治疗、纠正电解质紊乱等处理，于10月8日0时15分突发室颤，即予200 J、300 J、360 J反复除颤3次，0时19分转为窦性。于10月8日晨突发血氧饱和度下降，气道内渗出大量鲜红色血浆样渗液，双肺听诊有大量水泡音，笔者会诊即给予甲强龙500 mg，2次静推，白蛋白30 g，静脉滴注，每4小时1次，羟乙基500 mL静滴2次，气道内地塞米松（5 mg，每小时1次）、肾上腺素（1 mg，每小时1次滴入），并加大CRRT治疗脱水，乌司他丁静滴，400万IU/d（100万IU，每6小时1次）。10月9日，气道内渗液明显减少，球结膜水肿明显减轻，呼吸机吸氧浓度下降至50%，胸片肺部情况有所改善。乌司他丁连用3天，减量至160万IU/d（40万IU，每6小时1次），但神志未改善。

实验检查：

2006年10月5日（门诊），白细胞11.3×10⁹/L，中性72.8%；急诊生化检查，钠

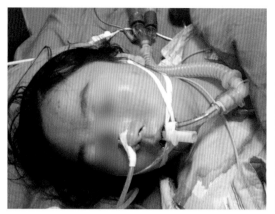

图25-1　抢救中

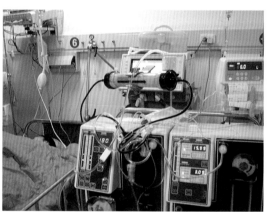

图25-2　肾衰竭做CRRT

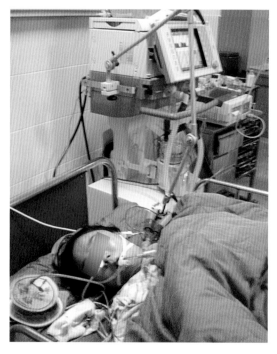

图25-3　肺ARDS、肺渗漏，呼吸机支持

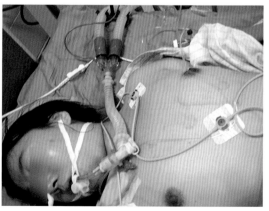

图25-4　室颤，3次电除颤后（10月8日）

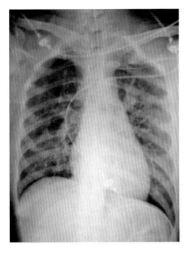

图25-5 入院次日（10月6日），肺野清晰，未见异常

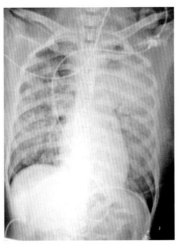

图25-6 入院后第4日（10月8日），两肺野呈云絮状增白，为肺泡性水肿

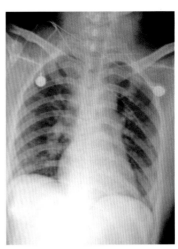

图25-7 肺毛细血管渗漏

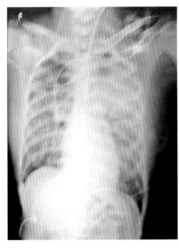

图25-8 肺ARDS渗漏控制，肺野清晰（10月9日）

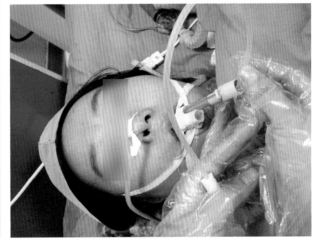

图25-9 继续抢救中，气道吸痰，无渗液

127.1 mmol/L，钾4.75 mmol/L，二氧化碳7.2 mmol/L。

2006年10月6日21时，血常规：白细胞$22.9×10^9$/L，中性86.1%，淋巴细胞4.3%，嗜酸性9.6%，血红蛋白106 g/L，血小板计数$137×10^9$/L；尿常规：尿胆红素（＋），尿胆原16 mmol/L，尿蛋白（＋），白细胞无，镜检红细胞（＋＋）。急诊生化检查：尿素氮3.3 mmol/L，肌酐138 μmol/L，二氧化碳17.0 mmol/L，钾5.72 mmol/L；心肌酶：谷草转氨酶58 IU/L，乳酸脱氢酶377 IU/L，肌酸激酶371.4 IU/L，肌酸激酶同工酶9.1 IU/L。血气分析：pH 7.21，$PaCO_2$ 2.3 kPa，PaO_2 6.7 mmHg（8.89 kPa），HCO_3 7.0 mmol/L，SaO_2 85.4%。

床边心电图：窦性心动过速104次/分，胸导低电压。

腹部、盆腔、头颅CT未见明显异常。

2006年10月7日脑脊液压力：200 cmH$_2$O（19.6 kPa）；脑脊液生化：总蛋白534 g/L，氯149.6 mmol/L，余正常。脑脊液澄清，细胞计数等正常。

肝功能：ALT 4 928.00 IU/L，AST 5 488.00 IU/L，ALB 21.6 g/L。直接胆红素18.7 μmol/L，间接胆红素62.8 μmol/L，白蛋白21.4 g/L。

乙肝两对半：抗HBSAb阳性，余正常。梅毒抗体阴性，艾滋病抗体阴性。丙肝抗体阴性。

2006年10月7日胸正位X线片显示两肺纹理增多、增粗、模糊。考虑肺水肿。

3个月后随访已存活，生活正常。

【讨论】

田卓民报道，CLS综合征的常见病因有烧伤、感染、ARDS、过敏、严重创伤、急性胰腺炎等。本病的病理生理基础是毛细血管渗漏，血浆蛋白及胶体液漏到血管外间隙，组织水肿。晶体液的半衰期短，输入后，大部分从血管内渗出到血管外组织间隙，所以单靠晶体液输入来维持有效循环血容量所需的量大。此外，晶体液还有导致全身水肿（包括肺水肿、脑水肿）及组织灌注不足、组织缺氧、电解质和酸碱平衡紊乱（如输入0.9%氯化钠溶液致高钠血症和高氯性酸中毒，输入林格液致低钠血症和碱中毒）的缺点。胶体液中含有分子量较大的物质，输入后能维持或增加血浆胶体渗透压，在血管内停留时间较长，补充血管内容量的效果好，其半衰期主要取决于平均分子量和水解程度（如羟乙基淀粉类）。

关于血浆白蛋白，有大量研究结果证明，用于CLS时，可以自毛细血管漏出，输入后在体内再分布，对血浆蛋白的影响时间很短。FFP虽然是较为理想的容量扩充剂，可等渗地补充血容量，但FFP的真正适应证是严重消耗性凝血障碍，急性出血导致的凝血因子全面缺乏，稀有而复杂的凝血因子（如X因子）缺乏症。鉴于新鲜血浆冰冻血浆存在免疫问题及传播疾病的危险，因此不应作为扩容治疗。706代血浆仍是目前临床上治疗CLS的有效药物，我们大力提倡应用代血浆，包括新的血浆代用品，不提倡FFP和白蛋白等血制品用于CLS的抢救治疗。笔者对CLS救治成功病例总结后得出，白蛋白剂量大、快速滴注，紧接应用呋塞米或CRRT快速排水才获得较好效果。

患者因病情危重，最终抢救无效死亡。病程中，"CRRT、乌司他丁、白蛋白、糖皮质激素"等联合应用，成功控制了肺部毛细血管渗漏，肺部情况改善明显；但脑水肿改善不明显，昏迷程度进行性加重；持续CRRT进行，但肾功能衰竭无法纠正，持续少尿；病程中，肝功能衰竭明显，并发严重凝血功能障碍，至DIC，先后曾行3次血浆置换治疗。患者系食用久置冰箱内黑木耳后中毒，无抢救经验，由于标本丢失，无法化验，故其致病因素尚不明确，亦有个别急诊科主任认为是急性铅中毒，病因尚有待探讨。

26 坠落伤，全身毛细血管渗漏（SCLS）

朱某，女，18岁，高中生，不慎从四楼坠落，引起昏迷，血压测不到，肋骨骨折，血气胸，肝脾破裂，后腹膜血肿，胸椎挤压伤（截瘫），骨盆和股骨骨折，髋关节

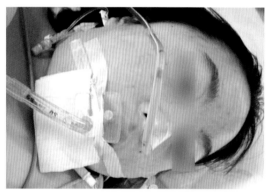

图26-1 坠落伤后第3天，脸肿胀

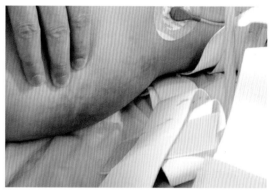

图26-2 臀部肿胀淤血

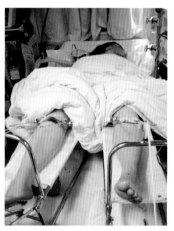

图26-3 下肢牵引

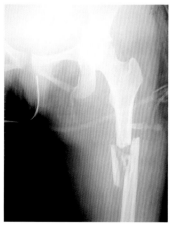

图26-4 股骨粉碎性骨折，耻骨骨折

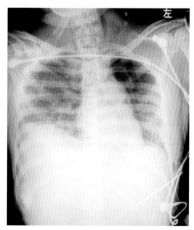

图26-5 肺间质和肺泡水肿

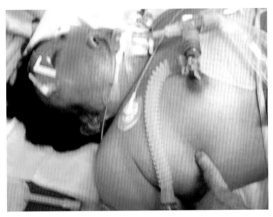

图 26-6 躯干肿胀

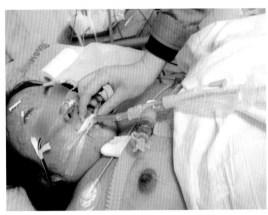

图 26-7 昏迷中

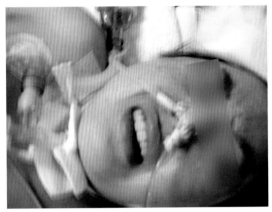

图 26-8 痛苦中

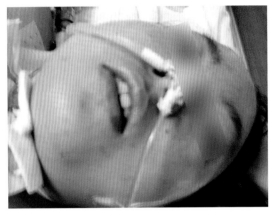

图 26-9 清醒中

脱臼，手术后第 3 天出现全身肿胀，毛细血管渗漏，从气管内涌出淡红色的液体，肺氧合障碍，呼吸机给予纯氧、反比呼吸、PEEP 28 mmH$_2$O（2.74 kPa），但氧饱和度只有 90%，血压依靠多巴胺、阿拉明维持。肝肾严重损害，当时无尿。由于全身肿胀血压不稳定，严重低氧血症，不敢做 CRRT 治疗。笔者赶到时，该患者已出现肺及全身出现毛细血管渗漏，处于濒死状态。建议立即加大升压药，同时使用大剂量乌司他丁，4 小时内

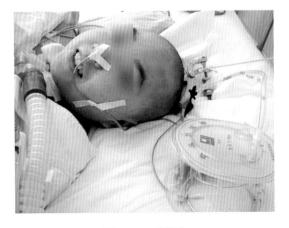

图 26-10 康复中

共用 300 万 IU，白蛋白 30 g（1 次），呋塞米 60 mg，效果不明显，追加 100 mg，观察

1小时，尿量有近50 mL，继续上述治疗，第2天尿量高达6 000 mL，全身的浮肿明显消退，呼吸机吸氧浓度降到40%，氧饱和度达95%。后转上海长征医院ICU，骨科进行股骨干手术，术后2周出院，转南京，高压氧舱治疗。

【讨论】

全身毛细血管渗漏综合征（SCLS）涉及多个重要脏器，病死率高。其发病机制系因某种突发因素（过敏、创伤）致使炎性介质释放，导致毛细血管内皮损伤，大量蛋白质和液体从血管内迅速渗漏到组织间隙，从而使有效循环血量下降，导致休克。该综合征以全身皮肤黏膜水肿、胸腔积液、血压及中心静脉压下降、尿量减少、肺不同程度的渗出、低氧血症、内环境紊乱为特征。

早期诊断依据为：① 发生在术后24小时内、非其他原因所致的血压进行性下降。② 引流管非出血性渗出液增加。③ 全身皮肤黏膜水肿，球结膜水肿，或伴胸、腹腔积液和心包积液。④ 低氧血症。⑤ X线胸片显示肺间质呈渗出性改变。⑥ 实验室检查示血浆蛋白降低。对于该综合征目前尚无特殊的预防方法，处理的目的仅是提高心脏充盈压，改善低血氧，减轻毛细血管渗漏程度。急性期用白蛋白或新鲜血浆，可有效提高胶渗压，保证有效循环量。在机械通气中增加PEEP呼吸，提高吸入氧浓度，延长吸气时间，均可有效改善供氧。应用大剂量乌司他丁，笔者于2007年（SCLS）曾在4小时内用乌司他丁300万IU，白蛋白30 g，呋塞米60 mg+100 mg获得成功。可以减少补体激活，抑制前炎细胞因子，明显减少渗出。

27 结肠癌小肠粘连穿孔，粪性腹膜炎产生

　　王某，男，77岁，离休干部。经常有下腹部不适，血红蛋白90 g/L，轻度贫血，原因不明，住浙江某医院血液科检查。一周后发现腹痛剧烈，高热，白细胞$23×10^9$/L，中性95%，腹腔抽出有混浊性液体，即行剖腹术探查发现脓性液体3 000 mL，结肠和小肠均有穿孔，降结肠有肿块，疑为恶性肿瘤。将腹腔大量液体排出并置管冲洗引流，无法关腹，将尼龙垫片放置腹腔再行关腹。笔者会诊时处于感染性休克，血压70/55 mmHg（9.33/7.33 kPa），心率132次/分，氧饱和度93%，氧分压58 mmHg（7.73 kPa），腹部膨隆无肠鸣音，轻度压痛，提出加强抗感染，应用美罗培南2 g（每8小时1次），白蛋白20 g加呋塞米20 mg（每6小时1次），稳可信和乌司他丁（100万IU，每6小时1次）等治疗，病情逐步好转，5天后，所有上述药物减半，结果感染加重，血培养假丝念珠菌，体温血象均升高，全身浮肿，氧饱和度下降，腹腔引流液变混浊，怀疑发生肠瘘，但CT检查未能证实，外科认为无法手术，只能加强冲洗引流。笔者提出鉴于感染严重和毛细血管渗漏，需采用大剂量、作用强的抗生素，美罗培南

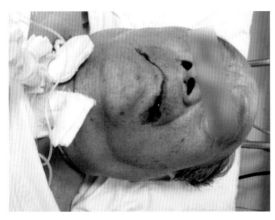

图27-1　应用大剂量美平（6 g/d）、乌司他丁（400万IU/d）、大剂量白蛋白（80 g/d），+呋塞米（80 mg/d），体温下降，生命体征稳定

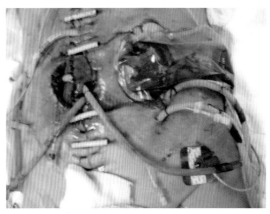

图27-2　5天后，病情稳定好转，将美平、乌司他丁、白蛋白减半，出现体温上升（39℃），白细胞上升，出现肠瘘，行局部手术处理

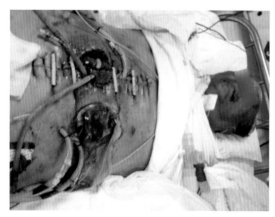 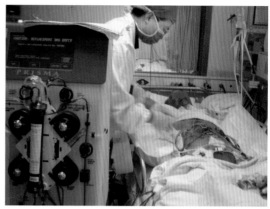

图27-3　再次加大抗生素用量，美平8 g/d，乌司他丁 800万 IU/d，同时使用卡泊芬净、替硝唑等 治疗，病情稳定，感染控制

图27-4　行CRRT治疗，病情稳定，生命体征基本 正常

从每天3 g上升到8 g，加用科赛斯和伏立康唑，乌司他丁加大剂量，每天800万 IU治疗，此后病情稳定，血氧饱和度95% ～ 97%，全身浮肿明显减轻，后转至上海继续治疗。

【讨论】

鲁祥石等报道的左侧结肠癌合并肠梗阻46例Ⅰ期切除吻合临床分析中写道，患者临床表现为入院时腹痛、腹胀，停止自肛门排气、排便，程度不同的腹部膨隆、腹膜刺激征。梗阻性结肠癌患者左半结肠腔较小，弹性差，其内粪便固态、较干。癌肿多为浸润性癌，多呈环形缩窄性，易引起梗阻，临床上有15%患者因此而入院治疗。由于急性左侧结肠癌梗阻时呈闭祥性肠梗阻病理改变，容易导致肠壁缺血坏死，甚至出现感染性休克。因此，对手术治疗应持积极态度。术中结肠灌洗可以对肠道和吻合口细菌有抵制作用，避免细菌对吻合口愈合所需胶原蛋白的裂解作用。由于清除了结肠内大量粪块，减轻了吻合口机械张力作用，经灌洗后的肠管明显回缩，改善了吻合肠管的条件。

在实践中需注意：① 尽可能减少腹腔污染机会，挤压肠管手法要轻柔；② 尽量缩短灌洗时间；③ 保证吻合口肠壁血供；④ 充分的腹腔冲洗和通畅的腹腔引流；⑤ 保证远端通畅，术后还须每日扩肛至肛门排气为止。

28 自身免疫溶血性贫血

李某，女，78岁，长期发烧，血沉快，免疫指标改变，贫血，经青岛医学院附属医院确诊为"自身免疫溶血性贫血"，给糖皮质激素等治疗，病情稳定，后因肺部

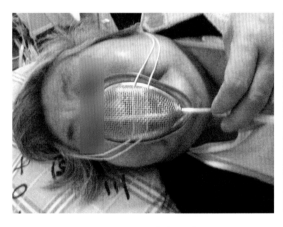

图28-1　严重低氧血症

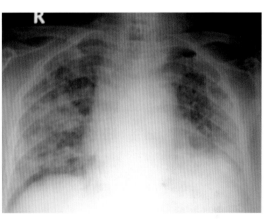

图28-2　两肺网状阴影

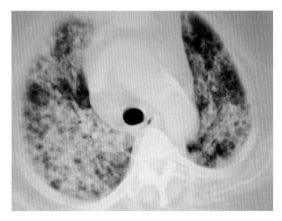

图28-3　CT肺窗显示网状影，支气管通畅，支气管血管束增粗，提示间质性肺水肿（一）

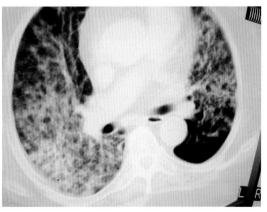

图28-4　CT肺窗显示网状影，支气管通畅，支气管血管束增粗，提示间质性肺水肿（二）

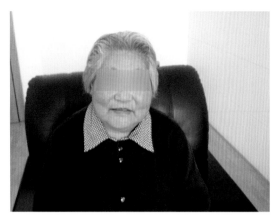
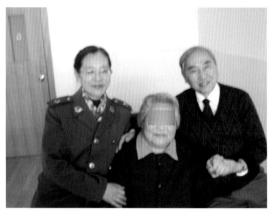

图28-5　经治疗迅速好转康复　　　　图28-6　随访半年康复，生活自理

感染、发热、呼吸困难、低氧血症，转至烟台解放军107医院治疗，经有关专家会诊认为"肺纤维化"，已无特殊治疗手段。笔者会诊认为肺部以间质和肺泡水肿为主，在原来治疗的基础上，加用乌司他丁40万IU，每6小时1次，和白蛋白20 g+呋塞米20 mg，每12小时1次，治疗后渐趋好转，康复治愈。随访2年生命体征稳定，生活能自理，每日去公园进行锻炼。

【讨论】

本病例在原有风湿性病（自身溶血性贫血）基础上出现发热、血沉快，有专家诊断"肺纤维化"。在原因不明的慢性肺间质病中，特发性肺纤维化（idiopathic pulmonary fibrosis, IPF），是一种较为常见的代表性疾病，临床上多表现为进行性呼吸困难伴有刺激性干咳，胸部X线片显示双侧中、下肺野的网状阴影，肺功能为限制性通气障碍，故称为Hammarn-Rich综合征。1935年，由Hamman和Rich在美国首先报道4名严重呼吸困难紫绀的患者，均在半年以内死亡，1949年他们在杂志发表了4例患者详细的肺部病理改变，并命名为"极性弥漫性肺间质纤维化"。此后，学者们发现多数患者病情较重，但也有未经治疗存活数年的患者。1965～1969年，美国Liebow和Carrington根据病理形态学特点提出了脱屑性间质性肺炎（desquamative interstitial pneumonitis，即DIP）、寻常性间质性肺炎（usual interstitial pneumonitis，即UIP）的名称。

肺纤维化需与其他间质性肺疾病相鉴别，在临床工作中，常仅根据咳嗽、气短症状，而忽略胸部X线和气道阻塞的肺功能检查的证据，误诊为慢性支气管炎、肺气肿或慢性阻塞性肺疾病以及肺结核等较为常见的肺部疾病，延误了治疗。本病例主要以肺间质水肿为主，应予鉴别，故应用白蛋白和呋塞米脱水及乌司他丁后，病情逐渐好转痊愈。

29 肝硬化肝移植的时机

蒋某，48岁，肝炎后肝硬化半年，平时应酬饮酒多，近1个月出现黄疸、腹水，住河南省人民医院消化科，笔者会诊后确定立即行肝移植手术。由于本人与家属有顾虑，拖延半月，病情加重，生命垂危，从郑州救护车转至上海的途中由于腹水太多，两次放腹水。到沪后次日即行肝移植手术，术后曾出现排异，经加大乌司他丁用量和其他排异药物，得到控制，逐渐康复，出院3个月后开始正常工作。

【讨论】

脏器移植是医学科学的一门新兴的学科，我国已开展的有心、肺、胰、肝、肾等器官的移植术，而以肝肾移植较为普及。上海长征医院肝移植自2001～2006年底开展500多例，但肝移植的指征并不是所有临床医生都能准确掌握的。

一般认为的指征有：① 任何原因引起的慢性、不可逆的进展性肝病包括肝硬化（病毒性、自身免疫性、酒精性）、胆汁性肝病（胆汁性硬化、硬化性胆管炎、胆道闭锁），伴或不伴有顽固性腹水、自发性细菌性腹膜炎、门脉高压引起的不能控制的反复上消化道出血、肝肾综合征、肝性脑病、顽固性瘙痒等；② 暴发性肝功能衰竭；③ 无转移的肝脏恶性肿瘤；④ 先天性代谢疾病。如α1抗糜蛋白酶缺乏、糖原累及症、Wilson病、家属性高胆固醇血症、血友病、血色病等。

肝移植在我国已迅速开展，适应证主要为重症肝炎和肝硬化、肝衰竭而内科治疗无效者，本例肝衰竭已不可逆，术后出现排异现象，肝功能又一次受损；由于监测准确，处理及时，恢复良好，

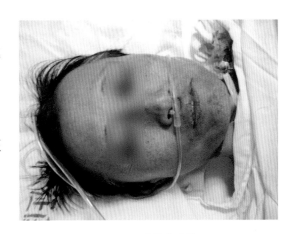

图29-1 肝移植术后第2天

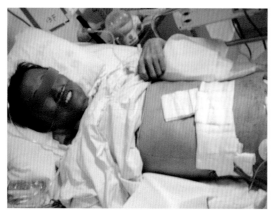

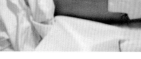

图 29-2　康复阶段

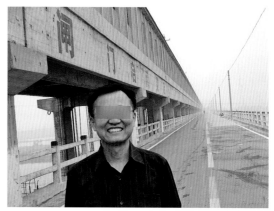

图 29-3　一年后随访，患者一切良好，继续正常工作

一年后随访，患者一直正常工作。

肝移植后的常见并发症：① 手术操作有关的并发症：a. 腹腔内出血：发生在术后 1 ～ 5 天，特别在 48 小时内，临床表现腹胀、腹腔引流有血液流出、脉率增速、血压下降、血红蛋白降低等，经检测无凝血障碍，经输血无效时应立即再次手术探查止血。b. 肝动脉血栓形成：发生率 10% ～ 40%，表现为急性供肝衰竭。c. 胆管重建的并发症：有胆漏、胆管狭窄、感染和胆石形成。② 原发性供肝无功能（供肝衰竭）：术后 3 个月内发生率为 10% ～ 20%。③ 非手术操作引起的并发症：a. 高血压。b. 感染。c. 排斥反应：急性（细胞）排斥，是可逆的，发生率最高达 70% ～ 80%，发生时间不等，可在术后 4 天，至术后 9 个月。慢性（胆管炎）排斥，是不可逆的，表现为进展性胆汁淤积伴高胆红素血症，ALP、γ-GT 升高，肝脏合成功能障碍（白蛋白降低，凝血酶原时间延长）。

该病例为中年男性，肝硬化伴腹水，已进入肝功能不可逆的阶段。由于不能达成共识，拖延肝移植 1 个月，直至患者意识不清，腹水量增大，才行肝移植手术。术后发生小排斥反应，经药物治疗后肝功能终于恢复正常。以此为例，建议有关医生要掌握肝移植的指征与时机。

30

一氧化碳中毒存活，智力恢复良好

吴某，男，17岁，2002年12月，因热水器洗澡，一氧化碳中毒昏迷，自主呼吸很弱，需插管，行呼吸机辅助呼吸，入浙江乐清虹桥镇人民医院ICU救治，经10天的复苏治疗，脑仍无反应，医生和家属均觉得无清醒可能。笔者会诊，认为脑损害较重，如不进行高压氧舱治疗，脑功能难以恢复，建议冒风险，得到家属理解和支持，在球囊挤压维持呼吸情况下，进高压氧舱治疗。前后进行4个疗程，生命体征稳定，呼吸机脱离，脑功能恢复良好。3个月后随访，患者数字计算和数理化的考核均回答正确。

【讨论】

大多数作者认为肺水肿是一氧化碳中毒肺脏病理学的突出征象，产生机制为缺氧、酸中毒及一氧化碳直接毒性作用，肺毛细血管壁通透性增加及肺部淋巴循环受阻，产生一氧化碳中毒性肺水肿。此外，由于中毒后脑缺氧、脑水肿、中枢神经系统功能障碍而继发或加重肺水肿的发生。

肺毛细血管壁及肺泡壁通透性增加多由感染及理化因素引发（包括毒性气体的直接刺激）。毛细血管扩张、淤血，管周多量嗜中性粒细胞、单核细胞、淋巴细胞及嗜酸性粒细胞浸润，肺泡间隔增厚，肺泡壁毛细血管扩张有微栓形成，部分肺泡腔内有浆液性渗出。

一氧化碳中毒可引发ARDS。根据陆月明和孙波对ARDS的介绍，有毒气体，包括高浓度氧、NO_2、NH_3、Cl_2、SO_2、光气、醛类、烟雾等可引发ARDS，而根据笔者临床观察结果，一氧化碳中毒引发的ARDS的发生率比较高。

一氧化碳系细胞原浆毒物，对全身各组织细胞均有毒性作用，急性一氧化碳中毒（ACOP）时，中毒和缺氧直接激活内皮细胞及炎症细胞，可产生多种炎症因子，启动全身炎症反应（SIRS）。临床也观察到严重的一氧化碳中毒可发展为多器官功能障碍综合征（MODS）。

一氧化碳中毒引起低张性缺氧。一氧化碳中毒的病理生理基础是血红蛋白与一氧化碳结合形成难以解离的 HbCO，丧失携氧能力，使红细胞内 2，3-DPG 生成减少，氧离曲线左移，HbO_2 中的氧不易释出，从而引起组织缺氧。根据缺氧类型，一般认为血液性缺氧时动脉氧含量大多降低，但 PaO_2 正常，故又称之为等张性低氧血症。一氧化碳中毒既妨碍 Hb 与 O_2 结合，又妨碍氧的解离，造成组织严重缺氧。因此，通常认为在无呼吸抑制及明显肺水肿情况下，一氧化碳中毒患者 PaO_2 是正常的。

一氧化碳中毒时即使没有呼吸抑制及肺水肿，PaO_2 也有下降；非 ARDS 组一氧化碳中毒时有低张性缺氧存在，尤其是重度一氧化碳中毒，对此田锁臣等有类似报道。原因主要是血氧含量（CaO_2）降低，组织对氧的利用首先消耗物理溶解的氧，组织的氧分压低，HbO_2 迅速分离而放出氧，可以说溶解状态的氧决定了结合状态氧的量。HbCO 丧失携氧功能又妨碍结合氧的释放，因此，流经组织的血液中氧分压是降低的。

一氧化碳中毒时，HbCO 升高，PaO_2 下降，氧饱和度下降，$PaCO_2$ 下降或正常，碱剩余（BE）负值增大，均与动物实验结果相符。PaO_2 下降是由 HbCO 和急性肺损伤所引起，因此，应用氧合指数做诊断 ARDS 的重要标准受到质疑。笔者认为 HbCO 和 PaO_2 均具有诊断 ALI/ARDS 的能力，与 PaO_2 比较，HbCO 诊断 ACOP 所致 ALI/ARDS 正确性更高。

高压氧治疗一氧化碳中毒具有独特的疗效，其优点是清醒快、治愈率高、并发症少、死亡率低，对于重症一氧化碳中毒，应给予充分高压氧疗 20 ~ 30 次。

上述 2 病例均为一氧化碳中毒，前者病情较轻反而死亡，后者较重而存活，脑功能恢复良好，与同年学生智力相同。高压氧舱对一氧化碳中毒的治疗，对各脏器均有保护作用，尤其对脑功能保护，具有所有药物无法替代的作用；但严重一氧化碳中毒，昏迷脑水肿严重者，进高压氧舱前与高压氧舱内减压时均应脱水治疗，否则发生脑水肿反跳，造成不良后果。病例 1 由于运输途中 15 小时未行脱水降颅内压和亚低温保护脑细胞等治疗，结果造成心脏停搏，行 CPR 后处于"脑死亡"状态。故一氧化碳中毒救治应就地抢救，早进高压氧舱治疗是良策。笔者抢救病案 2 获得成功，温州地区每年冬天由于热水器安装不合理，发生一氧化碳中毒病例不少，但有的临床医生认为患者已清醒不作高压氧舱治疗，结果发生"迟发性脑病"（DNS），王文岚等报道高压氧治疗可针对胶质细胞改善患者脑组织损伤程度。急性一氧化碳中毒患者

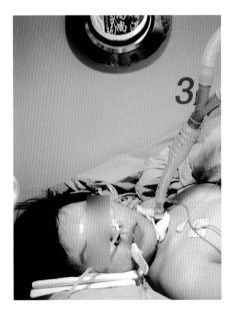

图 30-1　呼吸机支持下行高压氧舱治疗

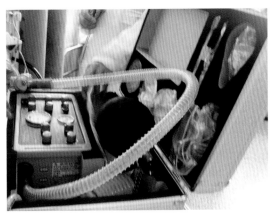

图30-2　高压氧舱内的气压式呼吸机

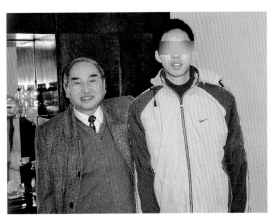

图30-3　1年后随访，患者智力恢复良好

经积极治疗后多数可以康复，但仍有3% ~ 30%的患者在中毒症状缓解、意识恢复正常后，经过一段时间的"假愈期"，再次出现神经精神异常（智能、体格、行为等改变），称之为"一氧化碳中毒迟发性脑病（DNS）"。临床上高压氧治疗对改善DNS患者症状的作用非常显著。星型胶质细胞（AS）可以为神经元的迁移和靶向性延伸充当基质，并且能产生多种神经营养因子和基质分子促进轴突生长。脑损伤时，星形胶质细胞被激活增生，由于星形胶质细胞能合成与分泌神经营养因子，缓冲细胞外K+和代谢多种神经递质，因而激活的星形胶质细胞对损伤神经元具有一定的保护作用。但是过多增生的星形胶质细胞又可以分泌轴突再生抑制性分子，如韧黏素和硫酸软骨素蛋白聚糖等参与胶质细胞瘢痕形成，从而形成不利于轴突生长、神经元修复的环境。笔者认为，为避免一氧化碳引起的DNS，凡中毒者都应常规进行高压氧舱治疗，此建议供同道们参考。

半年后，疗效不佳，意识不清，笔者加用乌司他丁每日400万IU，强化高压氧舱治疗，每日2次，6个月后完全恢复，继续上学，大学毕业工作，结婚时应邀景教授参加宴会。

31 硫化氢中毒

• 硫化氢中毒CPR成功，"迟发性脑病"

汪某，男，50岁。2006年2月14日与同伴在舟山挖下水道时昏倒，1人当场死亡，本患者则因"吸入硫化氢气体中毒昏迷"入舟山市普陀区医院急诊科抢救。送到急诊科时患者心肺骤停，双瞳散大，CPR后两肺遍布湿啰音，心率慢，$30 \sim 40$ 次/分；诊断硫化氢中毒，急性肺水肿，头面部多处挫裂伤。予以气管插管，机械通气，升压，强心，甘露醇、白蛋白加呋塞米交替脱水利尿，纤支镜肺灌洗，抗感染（美罗培南，替硝唑）及大剂量乌司他丁（100万IU，静注，连续4次后改为40万IU，每6小时1次），患者意识很快清醒，但烦躁，自行将气管插管拔除，后改为无创通气，生命体征趋于稳定。第8天发生迟发性脑病，语无伦次，手握困难，嘴唇发麻，四肢共济失调，经高压氧舱医治，每日2次，3天后又恢复正常。一年后随访无后遗症，恢复正常劳动能力。

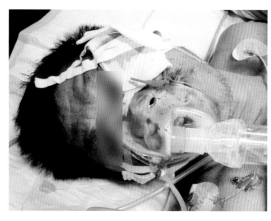

图31-1　H_2S 中毒CPR，加用大剂量乌司他丁，迅速苏醒，烦躁，自行拔插管，改无创通气

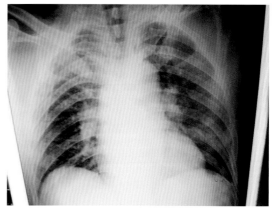

图31-2　H_2S 吸入肺损伤

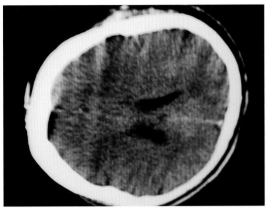

图 31-3　H$_2$S 中毒 CPR 后脑沟变浅，提示脑肿胀

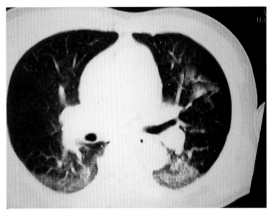

图 31-4　H$_2$S 吸入性肺损伤，CT 显示两肺毛玻璃影和斑片影

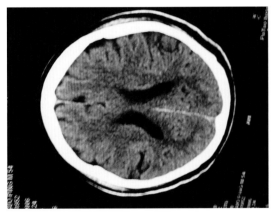

图 31-5　CT 显示脑水肿好转

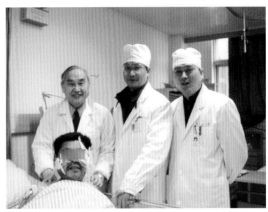

图 31-6　基本痊愈

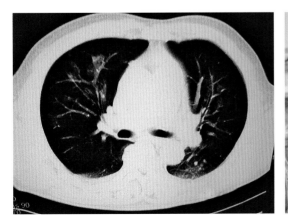

图 31-7　2 周后 CT 显示仅残留少许纤维灶

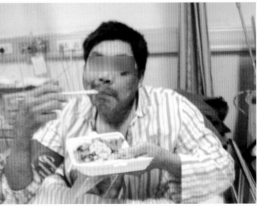

图 31-8　基本痊愈

　　6例患者均为男性，年龄26～51岁，平均39.5岁。均为同一煤矿的管理人员和采煤工。因煤矿发生冒顶事故而致井下作业面H_2S浓度迅速升高（事后现场检测H_2S浓度达900～1 000 mg/mm³），使4人中毒，其中2人当场死亡，另2人中毒昏迷，下井救护过程中因缺乏防护设备又导致工人中毒昏迷。所有中毒者经初步处理后2～3小时转入解放军乌鲁木齐总院进一步救治，当时临床主要表现见下表。

表31-1　6例重度H_2S中毒患者临床主要表现

临　床　表　现	例　　数
意识障碍　深昏迷	4
浅昏迷	2
抽搐/烦躁不安	4/2
呼吸困难	6
呼吸衰竭	4
急性肺水肿	4
休克	4
心肌损害/心功能不全	6/2
球结膜充血	4
发热	6
听力损害	1
神经系统后遗症	2

表31-2　6例重度H_2S中毒患者血白细胞分类与动脉血气改变

病案号	WBC（10^9/L）	N（%）	pH	$PaCO_2$（mmHg）	PaO_2（mmHg）	BE	HCO_3^-
1583346	20.10	91.1	7.277	31.6	36	−12	14.8
1583345	17.45	93.7	7.241	25.8	38	−14	13.0
1573757	14.30	90.7	7.489	20.7	61	−8	15.7
1583351	30.15	89.0	7.498	48.4	56	14	37.5
1583335	26.69	85.9	7.465	47.6	63	5	32.6
1583350*	15.21	87.8	7.432	27.8	47	−6	18.5

注：*为死亡患者。

表31-3　6例重度H_2S中毒患者血清酶峰值变化（IU/L）

病案号	ALT	AST	CK	CK-MB	LDH
1583346	252	130	1 061	15	493
1583345	131	323	16 030	21	687

续表

病案号	ALT	AST	CK	CK-MB	LDH
1573757	330	251	6 530	37	856
1583351	401	405	12 500	54	1 011
1583335	259	174	7 200	10	400
1583350*	43	218	15 070	60	531

注：本院实验室参考值：ALT（谷丙转氨酶）0 ～ 40 IU/L；AST（谷草转氨酶）0 ～ 40 IU/L；LDH（乳酸脱氢酶）100 ～ 240 IU/L；CK（磷酸肌酸激酶）26 ～ 200 IU/L；CKMB（CK同工酶MB）0 ～ 25 IU/L。
*为死亡患者。

影像学改变：5例患者胸X线片示双肺纹理增多增粗，双肺门均见有向肺野内放射分布的片状絮状影，左右不对称，心影未见增大。4例患者胸X线片显示同时合并肺部感染征象。典型胸片见图31-9与图31-10。3例患者头颅MRI示双侧基底节区豆状核及尾状核、双侧脑室前后角及体部，部分大脑皮层可见对称性长T1、长T2异常信号，FLAIR亦呈高信号，神经系统损害程度与MRI表现明显相关。1例有严重神经系统损害患者的脑血流灌注断层显像（ECT）显示双侧大脑皮质菲薄，白质区扩大，双侧颞顶区脑血流灌注明显减少。1例以心功能不全为主要表现患者的心脏超声显示左室运动普遍减弱，左室收缩功能低下，射血分数仅为29%。

心电图变化：4例患者心电图表现为多导联ST段弓背向上抬高0.3 ～ 1.1 mV，相应导联ST段压低，酷似心肌梗死表现（图31-11）；1例患者心电图表现为反复发作的心房颤动。

4例患者入院时即出现急性肺水肿、严重呼吸衰竭及休克，立即给予气管切开，

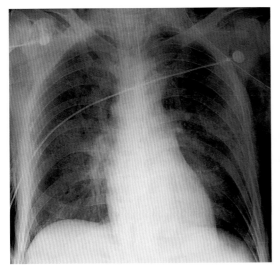

图31-9　心影不大

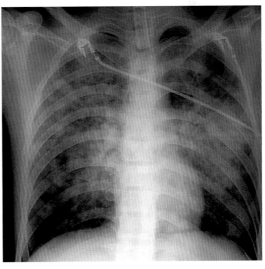

图31-10　肺内片状絮状影，左右不对称

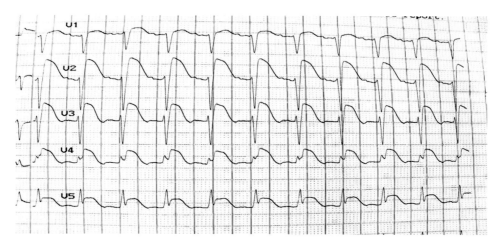

图31-11 入院时心电图

以保护性肺通气策略进行呼吸支持，同时给予强有力的循环支持，迅速稳定患者的生命体征后收入急诊ICU进行加强监护治疗。根据病情采取头部降温、大剂量蛋白酶抑制剂（乌司他丁）。在ICU存活痊愈4例，乌司他丁应用总量高达1.3亿单位（即1 300支），自由基清除剂（依达拉奉）、脱水、利尿、激素、大剂量维生素C、营养心肌改善细胞代谢（磷酸肌酸钠）、改善微循环、保肝、控制感染等综合治疗措施，保护器官功能，预防并发症。对所有患者，只要病情允许，尽快进行高压氧治疗。结果本组6例患者中，4例痊愈，1例成植物状态，1例于入院后第3天在心内科CCU突发心搏骤停抢救无效死亡。

【讨论】

• **硫化氢致死机制**

硫化氢被认为是一种强大的细胞色素C氧化酶抑制剂，该酶是细胞氧化磷酸化过程的"终点酶"，其功能被抑制将导致机体有氧代谢几乎完全受阻，继而导致ATP继发性耗竭及乳酸堆积，最终造成类似氰化物中毒的组织细胞缺氧，即细胞内窒息。但是，临床上按救治氰化物中毒的方法救治硫化氢中毒往往不奏效。晚近研究表明，H_2S介导的早期大量氧自由基释放及线粒体膜去极化所导致的广泛细胞损伤也是其毒性作用的重要组成部分。因此，重度硫化氢中毒往往会引起多系统和多器官损害，其中中枢神经系统、呼吸系统、循环系统的损伤最为严重。救治过程中必须从整体出发，针对H_2S中毒对机体造成的病理生理变化，从不同的器官水平，采取强有力的综合治疗及预防措施，以挽救生命，预防并发症。

• **硫化氢中毒的综合救治策略**

重度硫化氢综合治疗应包括以下几个方面。

● **早期强有力的呼吸循环支持是决定成败的关键**

重度 H_2S 中毒所致多器官功能损害，早期突出表现为中枢神经、呼吸和循环衰竭。除 H_2S 对各器官系统的特异性损伤外，缺氧（包括内呼吸与外呼吸功能障碍）是导致患者多器官功能损害的共同病因，各器官系统所发生的病理生理变化互为因果，形成恶性循环，在短时间内导致患者死亡。因此，必须尽早开始对此类患者进行强有力的呼吸循环支持。此时应注意以下几点：① 重视早期气管切开：重度 H_2S 中毒患者意识障碍严重，牙关紧闭，肌张力高，如行气管插管，必须使用镇静剂和肌肉松弛剂，避免诱发不可逆的循环衰竭而导致死亡。如插管时不使用镇静剂、肌松剂，则易加重全身痉挛状态，增加机体氧耗量，加重缺氧，对本已脆弱的各器官功能造成第二次打击，从而使患者病情恶化。早期气管切开可引流呼吸道分泌物，避免机械通气过程中出现的气道阻塞、意外拔管或因不耐受气管插管而被迫使用大量镇静剂等不必要的麻烦。② 早期采取肺保护性通气策略迅速改善氧合：肺是 H_2S 毒性作用的主要靶器官。H_2S 具有强烈的细胞毒性作用，通过抑制细胞能量代谢，损伤肺毛细血管内皮，诱导产生大量氧自由基，导致肺组织各型细胞损伤，使肺功能严重受损。临床突出表现为类似 ARDS 的严重呼吸窘迫及肺水肿。本组 6 例患者中 4 例表现为大量血性液体从气道内涌出、呼吸频率超过 40 次/分、氧合指数（PaO_2/FiO_2）< 200，出现肺毛细血管渗漏，对此类患者，应在迅速建立人工气道后立即开始正压通气。采取小潮气量（6～7 mL/kg）；迅速寻找最佳 PEEP，最大限度改善肺顺应性；辅以适当镇静等肺保护性通气策略，减少呼吸负荷，避免呼吸机相关肺损伤（VALI）。本组 4 例患者机械通气时间 2～29 天，除 1 例于入院第 3 天 CCU 救治中因突发心搏骤停而死亡，其余患者均顺利脱机。③ 加强监护维持循环稳态：H_2S 中毒的本质是细胞缺氧，而低血压必然加重细胞缺氧。H2S 中毒所致低血压的原因是多方面的，但心功能损害、细胞能量代谢障碍及乳酸堆积可能是其主要原因。因此，必须加强监护，针对纠正组织缺氧、改善细胞能量代谢、保持内环境稳定等环节，及时采取措施，维持机体循环稳定。

● **采取综合救治手段，重视脏器功能保护**

（1）重视乌司他丁对器官功能的保护作用。目前公认 H_2S 中毒无特效解毒剂。乌司他丁是从人尿中提纯的蛋白酶抑制剂，具有抵抗外来刺激、减少外界损伤因子对机体的损伤及维持人体内环境平衡的作用。基础与临床研究表明，乌司他丁可抑制急性肺损伤（ALI）炎症细胞的聚集和激活；抑制炎症介质和细胞因子释放；减轻 ALI。舟山刘成国院长说："该院这两例 H_2S 中毒，一例闪电式死亡，另一例闪电式清醒，个人认为可能与应用大剂量乌司他丁有关。"陈雪峰等将乌司他丁用于治疗 ALI 患者，发现乌司他丁能显著降低 ALI 患者升高的血清 C 反应蛋白浓度，提高氧合指数，认为乌司他丁可替代激素用于治疗 ALI。姜兴权等也证明，肺保护性通气策略联合乌司他丁能改善 ALI 患者呼吸力学、动脉血气及血流动力学，降低 MODS 等并发症发生率，显著降低死亡率。针对H_2S导致器官功能损伤的机制，李新宇等将乌司他丁用于H_2S中毒的临床救治，早期使用大剂量乌司他丁（120万～160万IU/d）可起到明显稳定呼吸循环功能、减轻肺水肿、预防并发症、缩短病程的作用。

（2）重视治疗的整体观和连续性以保护器官功能为出发点，实施综合救治。批量伤病员短时间到达抢救室，对应急救治能力要求极高，应迅速有效地调集和调整人力物力，在统一指挥下，针对性地采取救治措施，极重症患者必须保证床旁有足够的医护人员对病情实施动态监护治疗。整体观察在H_2S救治过程中极为重要，要抓住危及患者生命的主要矛盾，以维持各脏器系统的平衡为出发点，在早期救命阶段即需注意防治误吸、高热、抽搐、高血糖、高渗、消化道出血、继发感染等并发症。高压氧治疗H_2S中毒的作用是肯定的。无需呼吸支持、生命体征平稳的患者应尽快进入单人纯氧舱治疗，无法脱离呼吸机的患者，创造条件脱机后尽快进舱，支持设备，球囊挤压，气压式呼吸机，可在氧舱内完成救治工作。

32 二氧化碳泄漏中毒，窒息，呼吸、心搏骤停

　　王某，男，29岁，上海某大厦消防队长。于2006年10月，因地下室继电器损害短路，固体二氧化碳泄漏，造成工作人员中毒窒息昏倒；患者本人携带氧气冲入地下室将昏倒人员救出，但再次入地下室时也发生昏倒。在其他消防队员的救护下，将其

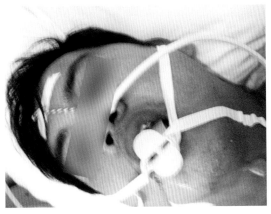

图32-1　入院时昏迷状态

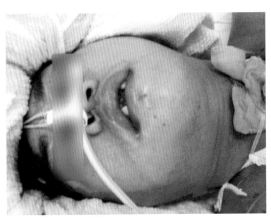

图32-2　1周后气管切开

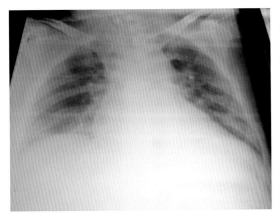

图32-3　入院时肺平片

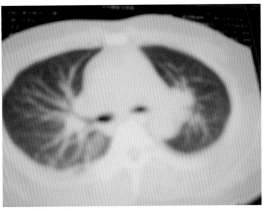

图32-4　入院时CT

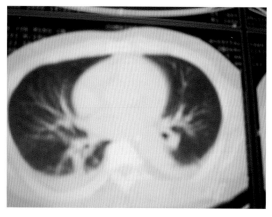

图32-5　3周后肺CT

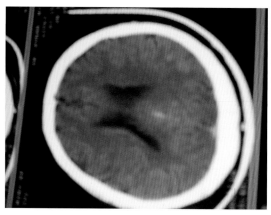

图32-6　入院时CT示脑肿胀

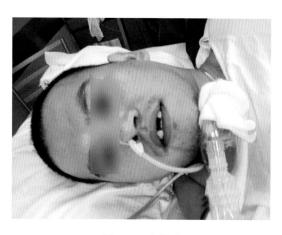

图32-7　康复时

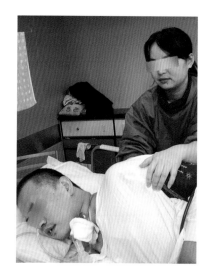

图32-8　家属叩背

抬至室外，发现呼吸心跳已停，当即现场行心外按压，口对口呼吸的初步急救后转至上海浦南医院急诊抢救室行气管插管CPR治疗，20分钟后心脏复跳，转至ICU进一步救治。从昏倒到心脏复跳长达50分钟，笔者于第3天进行会诊，发现患者呈深昏迷，瞳孔散大固定，对光无反应，自主呼吸消失，救治上以除降温脱水，心脑保护，监测生命体征及每天高压氧舱2次治疗外，加大纳洛酮（12 mg/d）的用量，大剂量乌司他丁（100万IU每6小时1次，8天后改为40万IU，每6小时1次，共2周），脑部反应有改善，但1周后继发感染高热（39.5℃），脑进一步受到打击，后转入上海新华医院ICU抗感染等治疗，待体温降至正常后又进行高压氧舱治疗，脑电图检查无α波。有关专家会诊及笔者一致认为该患者难以清醒，但2个月后却意识有反应，4个月后，脑功能基本恢复，能下床活动，生活能自理。脑功能恢复良好。

【讨论】

• 如何评估CPR后脑功能的恢复

本例患者呼吸停跳时间长（50分钟），昏迷时间3个月以上，除心脏呼吸停止外，2次感染高热的打击，而且脑电图无α波，一般认为大脑皮层功能难以恢复，但此病例脑的恢复超出了一般医学规律，下面的几个问题值得探索。

（1）高压氧舱的有效作用是每日治疗2次，以后继续不间断地坚持高压氧舱的治疗。高压氧的作用：① 提高血氧分压：在2.5～3.0绝对大气压氧压下，PaO_2从常压下的100 mmHg（13.3 kPa）增至1 813～2 193 mmHg（241.13～291.66 kPa）。血浆物理性溶解氧从3 mL/L提高到54～66 mL/L。增加20倍左右，可显著提高脑组织和脑脊液的氧分压，增加组织氧储备，对脑、心、肺等重要器官有保护作用；② 增加氧的弥散率和弥散范围：在3个绝对大气压下，位于脑皮质毛细血管动脉端的PaO_2增至70 mmHg（9.33 kPa）左右，氧的弥散半径增至100 m左右；③ 增加组织氧含量和储备氧量；在3个绝对大气压下，平均每千克组织的储氧量为常压下的4倍，在2个绝对大气压下，脑脊液和脑组织的氧含量由常压下的33～34 mmHg（4.4～4.5 kPa）提高到244～277 mmHg（32.5～36.8 kPa）；④ 打断脑缺氧、脑水肿、脑内压增高的恶性循环，可使颅内动脉血管收缩，血管阻力增加，血流量减少，有效降低颅内压；⑤ 改善组织有氧和无氧代谢，防止和纠正酸中毒，控制肺水肿，促进和维持水、电解质平衡。若条件允许，笔者建议CPR救治中高压氧舱从每日1次增加到2次，对脑保护，改善脑功能，促进脑苏醒颇有好处。

（2）大剂量乌司他丁（UTI）的作用是每天应用400万 IU，连续8天后160万 IU使用2周，如此大的用量，尚属首次（至2006年底），但未发现不良反应。乌司他丁能减少缺血对运动神经传导速率（MNCV）的影响，并能抑制延迟性神经细胞死亡。国内学者亦观察到使用乌司他丁预防和治疗能减轻脑组织水肿，阻止脑细胞凋亡。

（3）脱水剂的应用长达1个月鉴于患者呼吸心脏停搏时间长，后反复感染及高热，加重脑损害，脑水肿显得特别突出。从开始甘露醇与白蛋白呋塞米交替脱水，以后演变为甘油果糖与白蛋白呋塞米脱水，最后单纯用白蛋白呋塞米脱水（每12小时1次）。笔者认为此类患者的脑水肿的演变规律不只是1周，脱水剂的应用应根据临床实际情况来调整，予以适当延长时间。

（4）亚低温（34～36℃）患者10天后一度意识恢复尚可，但由于感染高热又一次进入昏迷，仍强调亚低温治疗，减少能量代谢，保护脑细胞，减少脑细胞凋亡。本病例能救治成功，亚低温治疗起了重要作用。

（5）抗感染本例患者的感染在肺部，根据细菌药敏，选用抗生素，尽量避免用高档广谱抗生素（如碳青霉烯类抗生素），故本病例未发生严重的真菌感染，笔者认为

ICU中死亡的直接原因是感染，尤其是真菌感染。王爱霞提出ICU患者真菌感染除病情危重外，主要与用药有关：① 不合理使用高档广谱抗生素碳青霉烯类（尤其泰能等药），不但杀死了G-性杆菌、也破坏了肠道正常细菌群，促使真菌大量生长繁殖甚至发生真菌脓毒症；② 大剂量长时间使用糖皮质激素，使机体免疫功能低下，为真菌繁殖提供了条件。笔者认为上述观点符合临床实际情况，应予以注意。

33 甲胺磷中毒

阳某，男，22岁，因"腹痛，恶心，呕吐伴意识不清约2小时"，于2006年8月3日20时急诊入院。当晚7时45分室友发现患者蜷曲在床，腹痛，大汗，持续恶心呕吐，随后神志不清，呼之不应，肢体抽搐，二便失禁，急送江苏省太仓市中医院。再三追问病史，诉约晚6时曾自服甲胺磷农药25 mL。

入院查体：心率60次/分，呼吸16次/分，血压100/60 mmHg（13.3/8 kPa），意识不清，全身皮肤湿冷，口中轻度大蒜味，小便有浓大蒜味，双侧瞳孔针尖样大，对光反射迟钝，口唇轻度紫绀，两肺呼吸音粗，闻及广泛粗湿性啰音，心音正常，心律齐，腹软，未触及包块等，肠鸣音弱，四肢肌肉不自主颤动，肌张力降低，腱反射消失，病理征未引出。

急查胆碱酯酶0.6 IU/L，血常规白细胞19.56×10^9/L；中性粒62.1%，心肌酶谱AST 273.4 IU/L、LDH 460 IU/L、CK 412 IU/L、CKMB 36.4 IU/L，血淀粉酶267 IU/L，血气分析pH 7.325、PaO_2 42 mmHg（5.6 kPa）、SaO_2 73%、$PaCO_2$ 47.8 mmHg（6.36 kPa）。

急行气管插管，呼吸机辅助呼吸，并应用阿托品解毒，且快速达阿托品化，氯磷定复能，同时插胃管，用2% $NaHCO_3$ 24小时内重复洗胃，中毒6小时内行血液灌流5小时，次日再灌流3小时，乌司他丁40万IU静脉注射，每6小时1次，结合抗感染，利尿，导泻，稳定内环境，保护重要脏器功能，对症处理及支持治疗。患者经以上抢救，入院40小时后神志转清，自主呼吸稳定，撤离呼吸机，继续维持阿托品化。8月5日查肝功能：AST 68.1 IU/L、ALT 79.4 IU/L、LDH 280.9 IU/L，血淀粉酶正常，胆碱酯酶正常低限（4 IU/L），后改乌司他丁40万IU，每8小时1次，静注，继续维持阿托品化，氯磷定逐渐减量，逐步开放饮食。至8月10日患者一般情况良好，生命体征平稳，胆碱酯酶正常，稳定4日无不适症状。停用所有药物，观察3天，复查肝肾功能、心肌酶谱、胆碱酯酶、血淀粉酶等各项指标均正常。8月13日痊愈出院。

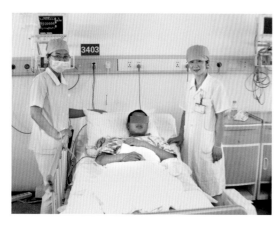

图33-1　入院40小时，神志转清

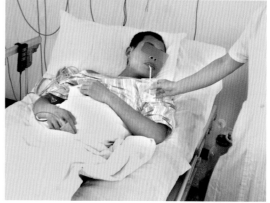

图33-2　口服流质

【讨论】

本例救治除给予反复洗胃、应用阿托品和氯磷啶等常规手段外，并行呼吸机支持，加用乌司他丁和床旁血液灌流等治疗，缩短了疗程。患者恢复较快，可能与上述措施运用有关。其确切的疗效有待同行们进一步深入探讨。甲胺磷为高效高毒杀虫剂，中毒死亡率高，临床表现毒蕈样和中枢神经系症状较突出，有机磷杀虫剂中毒在救治中笔者认为应注意：① 催吐和洗胃要反复进行，要彻底，可减少对抗药剂量；② 阿托品量不宜过大，减量逐步防止中毒"反跳"；③ 密切观察"中间综合征"发生而死亡；④ 重要脏器要保护，防止MODS发生；⑤ 有条件的严重患者可行血液净化（CBP）或换血疗法。

34 热射病救治

李某，男性，30岁，因高温作业突然晕倒，伴高热7小时入广州某医院。入院检查 T 42℃，脉搏145次/分，血压84/46 mmHg（11.2/6.13 kPa），SaO₂ 85%；深昏迷，呼吸浅快、双侧瞳孔等大等圆，直径约2.5 mm，对光反射存在，颈抵抗，双肺呼吸音粗，未闻及干湿啰音及胸膜摩擦音，心律齐，四肢肌力2级，肌张力正常，病理反射未引出。逐渐出现呕吐，呕吐物为胃内容物，大便失禁。辅助检查：大便潜血阳性。尿常规显示：尿蛋白++，管型+。胸片无异常，头颅CT未见异常。入院诊断为重症中暑，热射病。

本例基本治疗是即刻予以气管插管、气管导管内给氧，快速扩容等早期复苏治疗。降温与注射氨基比林、乙醇擦浴、头部冰敷、全身冰毯等措施同时进行。患者生命体征逐渐平稳，体温逐渐降至正常，但患者仍呈深度昏迷，双侧瞳孔等大等圆，直径约2.5 mm，对光反射存在。4日后患者神志转为清醒，偶有呛咳，声弱，言语轻度障碍，吐字不清，四肢肌力4级。给予高压氧治疗20日，患者病情渐好转痊愈出院。

并发症的防治有以下几点。

（1）肝功能　患者入院当日肝功能检查提示总胆红素、直接胆红素和谷草酶均明显升高（TBIL 56.5 µmol/L、DBIL 24.0 µmol/L、AST 181 IU/L），3日后达峰值，TBIL 163.2 µmol/L、DBIL 达60.3 µmol/L。皮肤、巩膜中度黄染，腹部B超示肝轻度肿大。入院2日后行血浆置换术，每日1次，共2次。同时护肝治疗，27天后逐渐恢复正常。入院后两周行肝脏穿刺活检术，病理报告显示肝细胞浑浊肿胀。肝血窦受挤压，枯否细胞增生，未见明显淤胆；电镜下肝细胞胞浆内有大小不等的空泡，可见色素颗粒，未见肝细胞坏死，提示为肝细胞变性。

（2）横纹肌溶解　当日查肌酸激酶（CK）为7 246 IU/L。次日行乌司他丁20万IU静滴，2次/d，3日后改为10万IU静滴，2次/d，共7天。5日后CK回落至1 545 IU/L，15日后恢复正常。入院后17日行小腿腓肠肌活检，显示横纹肌纤维间血管扩张充血，电镜下肌纤维间可见一些空泡，肌核胞浆内见一些色素颗粒和空泡，提示肌纤维变性。

（3）肾功能　肌酐（Cr）和尿素氮入院时明显高于正常值（BUN 12.0 mmol/L，Cr 408 μmol/L），入院后两者一直处于下降趋势，尿素氮于8日后回落至正常范围内。Cr于15日后恢复正常。

【讨论】

中暑可以通过高温环境等对细胞膜的破坏及胞浆影响等机制而并发横纹肌的损伤。而长时间的疲劳（体力劳动），使肌肉纤维受到过度牵拉，更易出现横纹肌结构受损，产生热量积蓄，进而引起肌肉血液循环减少，发生代谢障碍，ATP等高能化合物消耗殆尽。剧烈运动后细胞外和（或）细胞内Ca^{2+}浓度急剧下降，引起横纹肌细胞和膜磷脂损伤等一系列"瀑布反应"。

横纹肌细胞与单核细胞类似，细胞中存在大量的IL6，横纹肌溶解后许多降解产物如IL6、肌酸、尿酸、肌红蛋白、肌酸激酶等被释放入血。大量肌红蛋白进入血液循环，并同时伴有肾血流量减少或循环血量减少时，会发生急性肾小管坏死而发生急性肾功能衰竭，IL6释放入血中可进一步引发炎症介质反应，甚至出现脓毒症，导致重要脏器在高温打击后的"第二次"及"多次"继发性打击，造成重要脏器功能的进一步损害。

乌司他丁不但可有效对抗热应激过度对机体的各种打击，其拮抗IL6的作用有助于阻断炎症介质反应的进一步扩大，从而防止了多脏器功能的进一步损害。此外它还可以稳定细胞膜，最大程度减少细胞膜的损伤，缓解了横纹肌的溶解，促进后期康复。本例患者在救治过程中，早期、足量使用乌司他丁，确实起到了一定的临床效果，较同类型患者病情危重程度减轻，肾功能、免疫功能恢复较快，避免了炎性反应及脏器损害的进一步发展，同时无任何不良作用。在重症中暑的救治中，乌司他丁是一个值得关注的有益药物，就其作用机制还有待于进一步观察和研究。

35 中暑并发MODS

王某，男性，上海人，15岁，中学生。入院前4天（2006年7月13日），因与家人有对抗情绪，在西安野外拓展训练中拒绝进食，少量进饮，出汗较多。入院2天前出现发热，体温达38.5℃，未予诊治，并较长时间坐在太阳下；继之出现表情淡漠，神志渐不清，但无恶心、呕吐，无腹泻，无抽搐等症状，于16日0点送至西安交通大学第一附属医院急诊科。按"中暑"给予降温、降颅压、补液等治疗。救治中，持续处于昏迷状态，体温最高达41.2℃，心率加快（109次/分），呼吸急促（37次/分），血压下降（89/34 mmHg 或 11.9/4.53 kPa），出现肢体抽搐。血气分析提示呼吸性碱中毒合并代谢性酸中毒，并出现无尿、急性肾功能衰竭，即转入该院中心ICU，上海市领导重视并派专家赴西安参加抢救。

检查患者为中度昏迷，压眶反射消失，瞳孔对光反射减弱，双侧球结膜充血水肿，左下肺叩诊浊音，左肺呼吸音低，未闻及啰音。心界不大，心律齐，心音低钝，各瓣膜听诊区未闻及病理性杂音。腹部平坦，无明显压痛，肝脾肋下未触及，肠鸣音8～10次/分，双下肢肿胀明显。双上肢落鞭征阳性，双上肢处于外展外旋位，四肢肌张力降低，腱反射迟钝，双侧病理反射未引出。

入院诊断为：① 重度中暑（热射病）；② 多器官功能衰竭（脑、心、肺、肾、肝）。

立即行气管插管，机械通气，持续床旁血滤（CRRT），物理降温，液体复苏，脱水降颅压，同时积极营养心肌、脑细胞及保肝、保护胃肠道黏膜，头孢曲松抗炎，乌司他丁（40万IU，每6小时1次，共用1个月）抑制炎性反应及TPN营养支持等处理。生命体征渐平稳，一周后意识恢复较好，对言语刺激有反应，可完成部分简单指令动作。瞳孔等大正圆，光反应灵敏。腱反射对称、活跃，病理反射未引出。半个月后意识恢复，要求进食，但四肢疼痛无力，不能站立，仍无尿。期间持续肾替代治疗，置换液流量2 000 mL，超滤率250～600 mL/h；增加液体入量，尤其是晶体入量，维持出入平衡。停用甘露醇和β七叶皂苷钠，改用白蛋白20 g/d脱水。加用丹参注射液改善微循环，补充碳酸氢钠，保持血气偏碱，逐渐过渡到全肠内营养。一个月一切恢复较好，食欲佳，尿量700 mL/d，但下肢仍疼痛，无力站立，每周2次血透可维持肌酐、尿素氮正常。余各项均正常，8月15日转至肾内科继续康复治疗。一个月后完全康复，回到上海。

实验室各项指标见表35-1和表35-2。

表35-1 肝功能

日 期	1/7	18/7	19/7	20/7	21/7	22/7	23/7	24/7	25/7	26/7
生化指标										
ALT（IU/L）	495	577	616	691	640	710	700	570	431	406
AST（IU/L）	20	2 323	2 283	2 075	1 591	850	850	534	254	221
TP（g/L）	58.9	66.3	84.9	85.4	71.8	—	55.1	59.2	55.2	57.8
TBIL（μmol/L）	26.6	28.5	31	23.6	24.3	19.8	20.1	20.5	16	13.8
DBIL（μmol/L）	12.6	18.96	15.2	13.25	13.53	—	4	16.31	12	0.2
ALP（IU/L）	138	101	112	116	109	166	158		144	193
ALB（g/L）	33.3	38.7	53.2	53.7	44.1	29.4	29.4		33.5	31.5

表35-2 肾功能电解质

日 期	1/7	18/7	19/7	20/7	21/7	22/7	23/7	24/7	25/7	26/7
生化指标										
BUN（mmol/L）	49.5	22.47	18	10.44	12.39	11.1	11.0	11.0	7.75	11.5
CREA（μmol/L）	790	385	268	147	171	156	126	132	54	128
UA（μmol/L）	—	598	368	86	98	—	—	—	96	—
Na$^+$（mmol/L）	143	146	141.6	142.2	140.9	141.5	135.8	136.7	146	139.6
K$^+$（mmol/L）	8.21	4.16	4.95	3.91	4.41	4.22	3.95	4.86	4.03	4.53
Ca^{2+}（mmol/L）	1.85	1.46	2.42	2.38	2.55	2.27	2.04	2.23	2.46	2.32
Cl$^-$（mmol/L）	95.9	101.9	106.1	100.8	102.7	103.7	103.4	101.3	105.2	106.8

表35-3 出凝血时间

日 期	1/7	18/7	19/7	20/7	21/7	22/7	24/7	25/7	26/7
生化指标									
PT（s）	18.2	15.8	11.3	12.0	12.8	13.2	12.8	13.4	12.8
APTT（s）	38.2	61.7	40.5	33.0	49.7	48.5	48.4	157.9	36.9
TT（s）	26.9	Max	—	26.5	84.7	39.8	85.0	Max	24.7
FIB（g/L）	2.67	2.78	3.79	3.82	2.91	2.58	2.26	2.04	2.35

表35-4 心肌酶谱

日　　期	17/7	20/7	21/7	23/7	24/7	25/7	26/7
生化指标							
CKMB（IU/L）	4 500	2 140	1 220	1 193	152	0.48	0.01
AST（IU/L）	1 645	2 280	1 710	1 332	504	259	228
LDH（IU/L）	9 563	2 305	1 950	1 989	808	487	480
CK（IU/L）	过高测不出	152 840	108 890	46 560	16 976	200	7 901

表35-5 血气分析

日　期	17/7		18/7		19/7	20/7		21/7		22/7		23/7		24/7	25/7		26/7
指　标																	
pH	7.258	7.287	7.192	7.341	7.42	7.42	7.368	7.345	7.332	7.427	7.332	7.313	7.432	7.320	7.331	7.318	7.383
PO₂（mmHg）	82	85.3	65	115.6	149.1	149.1	183.9	98.5	73.2	136.2	113.4	119.9	111.9	226.2	139.0	104.0	72.6
PCO₂（mmHg）	31.8	39.3	65.8	29.9	28.1	28.1	31.8	30	32.4	37.2	38.7	36.2	35.9	36.2	38.8	42.6	36.6
HCO₃⁻（mmol/L）	13.9	18.3	24.7	15.8	17.8	17.8	17.9	16	16.8	24.7	20	17.8	24.2	18.9	20.0	21	21.3
BE	−12.1	−7.7	−4.3	−8.8	−5.5	−5.5	−6.3	−8.5	−8.0	0.2	−5.4	−7.7	−0.3	−5.9	−5.5	−4.9	−3.3

表35-6 血常规

日　　期	17/7	18/7	19/7	20/7	21/7	23/7	24/7	25/7
指　　标								
WBC（×10⁹/L）	39.03	28.10	21.58	21.30	18.7	15.3	17.32	19.7
NEUT（%）	93.1	96.2	95.2	96.1	89.6	80	80.3	86.2

X线检查：

7月18日：右膈顶抬高，双肺，心脏未见异常；

7月24日：双肺未见活动病灶，心膈未见异常；

7月25日：两肺纹理增粗，右膈肌升高。

CT检查：

7月20日：左侧颞叶下极处高低密度混合影（考虑蛛网膜囊肿可疑）；

血培养药敏：

7月21日：鲍曼氏不动杆菌，对头孢哌酮/舒巴坦、左氧氟沙星、莫西沙星敏感。

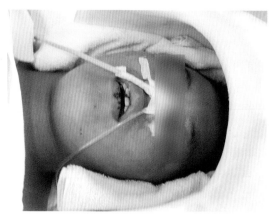

图35-1 昏迷状态，冰帽降颅温，留置鼻胃管肠内营养，鼻导管持续低流量吸氧

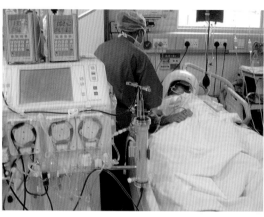

图35-2 持续床旁血滤（CRRT）3周，24～48 h更换滤器及管路，采用普通肝素抗凝，置换液流量2 000 mL/h，超滤率250～600 mL/h，超滤液最初为红酒色，后逐渐变淡至淡黄色

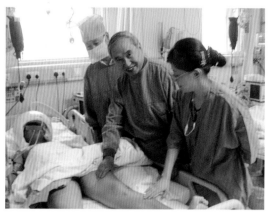

图35-3 下肢肌肉肿胀崩解，张力高

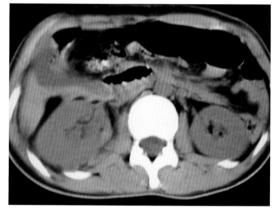

图35-4 肾肿胀

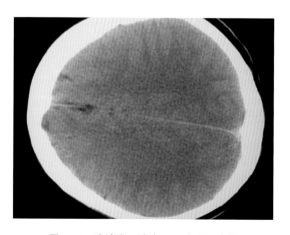

图35-5 脑肿胀，脑沟回、脑室不清楚

【讨论】

（1）对中暑早期表现缺乏认识，该患者体质虚弱，在高温直射下训练易发生中暑，前2天未很好的医治，且很少饮水进食，加重了病情的发展，尤其是脑的损害和肌肉的崩解，产生大量的肌红蛋白，造成严重的肾功能和各脏器的损害。

（2）送医院前将中暑误认为情绪的低落，未及时处理。

（3）本例患者各脏器都有损害，脑和肾脏尤为明显，无尿时间长达3周，持续进行CRRT治疗取得了较好的效果。连续应用乌司他丁160万IU/d，对各个脏器的保护起到一定的作用。

（4）患者虽昏迷，且肾功能衰竭长达月余，但由于医疗和护理得当，未发生导管和肺部的感染。

（5）中暑肢体肿胀不属于外伤引起的"筋膜综合征"，一般不做切开引流，否则大量体液丧失易激发感染，造成严重不良后果。

用了大剂量乌司他丁后完全恢复健康。

36 中暑后发生真菌性出血性肠炎休克

　　李某，男，21岁，军人，于2007年7月在新疆某地野外训练时昏倒，急送当地市人民医院救治，神志不清，呼吸急促，血压下降70/52 mmHg（9.33/6.92 kPa），心率138次/分，白细胞25×10^9/L，中性90%，氧分压48 mmHg（6.4 kPa），尿量几无，行呼吸机治疗，考虑为感染性休克。加用亚胺培南司他丁钠（1 g/8 h），次日请解放军乌鲁木齐总医院会诊，经生命体征支持后即转至总医院，多次监测血压不稳，氧饱和度低，2小时后发生呼吸心搏骤停（5分钟），CPR后出现各脏器功能损害，DIC。笔者会诊后考虑当地的温度高达37℃，此战士为内地长大，对高温缺乏耐受，CK总量高达4万单位，因肾功能衰竭出现很早，脑损害较重，考虑中暑日射病，经CRRT，白蛋白脱水治疗，并用醒脑静，乌司他丁等治疗，病情稳定好转。但一周后突然出现下消化道出血，量达2 500 mL，血压下降，粪便检查发现大量白色念珠菌，考虑为霉菌性出血性肠炎，与亚胺培南司他丁钠的使用有一定的关系。经1个月的救治，神志清楚，各脏器恢复良好，小便量可达3 000 mL/d（多尿期）。半个月后除大便次数较多，偶有腹痛外，一切恢复正常，步行去消化科康复治疗。

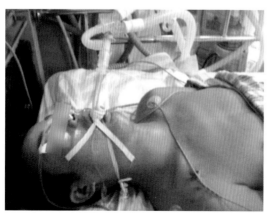

图36-1　中暑心肺骤停CPR后，救治中

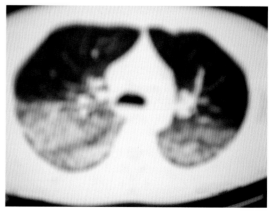

图36-2　中暑CPR后肺不张合并感染

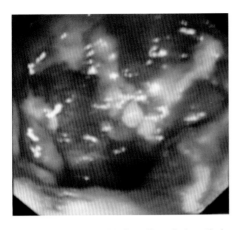

图36-3 纤维结肠镜发现结肠出血、溃疡，提示霉菌性出血性肠炎

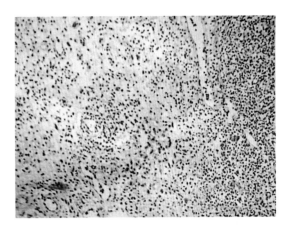

图36-4 结肠病理切片显示有真菌感染

【讨论】

• 中暑后真菌性出血性肠炎的发生机制

该病例救治后一周发生霉菌性出血性肠炎是与病情重、抵抗力低有关；但更主要的原因是亚胺培南司他丁钠使用时间过长，剂量太大。亚胺培南司他丁钠代谢产物经胆汁排入十二指肠至小肠，由于亚胺培南司他丁钠杀菌效果较强，把肠道的G杆菌杀死而且正常的肠道菌群也难以存活，结果造成肠道的大量真菌生长繁殖，临床可有侵袭性真菌病和真菌性毒血症等。本病例突出肠道的真菌自身的作用，出现出血性肠炎，出血量大，造成失血性休克，故亚胺培南司他丁钠使用剂量不宜太大，时间不宜太长。

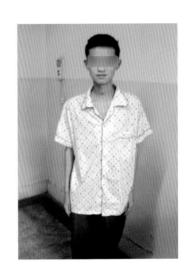

图36-5 康复，转消化科治疗

37 体外膜肺氧合在CPR中的应用

李某，男，32岁，警察。于2007年8月31日上午9点，车在高速公路上行驶时，被对面车辆上一金属物飞过隔离带，击穿挡风玻璃后打中头部及左胸上部，当即昏迷，司机轻伤。打呼救电话后半小时来救护车，行CPR未成功，即送广东中山市人民医院。到达抢救室时心搏骤停，瞳孔散大到边，无对光反应，即静脉推注肾上腺素、行胸外按压，心电图仍显示直线，无室颤波。立即行体外膜肺氧合（extraporeal membrane oxygenation, ECMO），转动10分钟后心电图出现室颤，行电除颤，复跳为室上速，后转为窦性心律。在ECMO支持下送至影像科做头颅和胸部CT，结果显示弥漫性的脑肿胀，脑干损伤，蛛网膜下腔出血，两肺（尤其左肺）严重挫伤，少量胸水，鉴于无尿即行CRRT，血压依靠肾上腺素和去甲肾上腺素维持，血气分析氧分压高达254 mmHg（23.9 kPa），二氧化碳48 mmHg（6.4 kPa），pH 6.9，BE-16 mmol/L。笔者于次日下午赶到，发现患者呈深昏迷，瞳孔散大，无对光反应、无疼痛反应、一切反射消失、无自主呼吸，心率114次/分，心音低，听不清，脉搏弱，四肢湿冷，

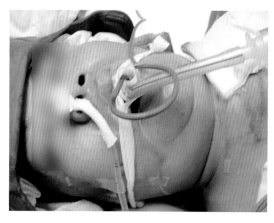

图37-1　深昏迷，心搏骤停1小时，没有呼吸，没有反射，瞳孔散大到边，无对光反应

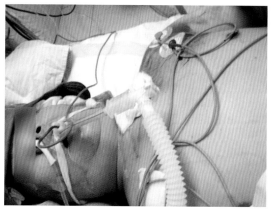

图37-2　头和左胸被金属物严重击伤

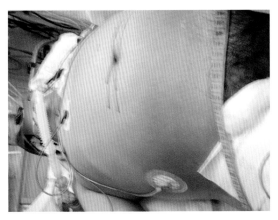

图37-3　腹部胀气膨隆，无肠鸣音

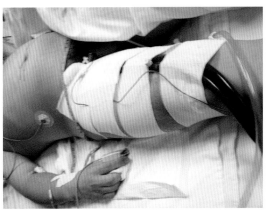

图37-4　右侧股动静脉插管，行ECMO治疗

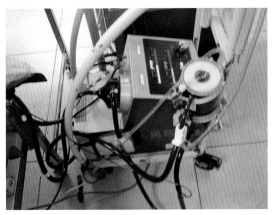

图37-5　ECMO运转当中

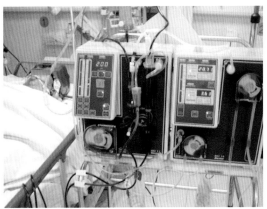

图37-6　CRRT运转中

CK 54 800 IU，其中MB 684 IU，肝肾功能指标正常，但全身浮肿明显，气道内不断有少量血性液体。笔者认为脑、胸损害严重，心跳停止时间太长（1小时），已处于"接近脑死亡"状态。笔者建议采取"超范围、超常规、超剂量"的治疗，采用乌司他丁（UTI）100万IU、纳洛酮4 mg和白蛋白20 g，每4小时1次，由于肾功能衰竭，停用甘露醇脱水，停用大剂量糖皮质激素改用乌司他丁。行超声多普勒血流检查，发现颈内动脉无血流。次日上午笔者检查发现心音有力，全身肿胀减轻，气道内无分泌物，生命体征稳定，心率上升至148次/分，但脑无好转迹象。继续行ECMO和CRRT治疗。

【讨论】

体外膜肺氧合（ECMO）是通过胸腔外血管插管进行的长时间体外心肺支持，暂时部分替代心肺功能的一种技术。国外报道ECMO可对这些心搏骤停的患者提供临时支持，使心脏和肺得到充分休息，在救治危重患者中有良好的临床效果。

动物实验表明，CPR中胸部按压，心排量仅达正常的1/4 ～ 1/3，颈动脉平均压很少超过40 mmHg（5.33 kPa），心肌血流量仅为正常的20%。临床操作中对心搏骤停者实施标准胸外心脏按压只能提供相当于正常值10%的脑血流和5%的冠脉血流，而开胸心脏按压也仅能使之增加1倍。万健和李国民对3 796例院内心肺复苏患者的回顾性分析表明，全部患者CPR后自主循环恢复率为30.4%，24小时生存率为3.6%，脑复苏成功率仅为1.4%。

研究提示CPR联合ECMO技术在提高主动脉压力和冠状动脉血流方面明显优于单一CPR。ECMO建立后即使是自主循环和自主呼吸还没有恢复，主动脉及冠状动脉内的血流为经氧合器氧合了的动脉血，血氧饱和度和氧分压都达到生理要求。心搏骤停期间各重要器官在ECMO下得到有效的氧供和代谢，使器官功能得到维持，对防止器官衰竭起到了重要的作用。标准CPR不能改善复苏结果的原因在于其产生的心脑低灌注难以维持生物学生命，故有学者提出ECMO名可改为心肺循环支持。

心肺复苏时间超过10 ～ 15分钟，患者的生存希望就很小。多器官功能衰竭是ECMO成功的一个重大障碍，因此ECMO的选择必须及时，尽早改善全身缺氧状态是CPR成功的重要因素之一。危重心脏病患者常规CPR效果不佳，患者自主循环不能恢复或难以维持时，应尽快建立ECMO。ECMO技术本身所致的（如插管和手术）创面出血，插管远端肢体缺血造成等；ECMO支持时间长，涉及方面多，并发症常是导致治疗失败的重要原因。要严密仔细观察患者病情变化，及时发现异常情况。此外笔者认为管理良好的组织团队和高效率的分工协作对成功地抢救危重患者也是必不可少的。

CPR中无心电活动，一般终止救治，但该院利用ECMO设备进行循环和氧的维持，结果从心室停搏转为室颤，行电复律成功，为后续治疗争取了时间。此种抢救手段在国内外甚少。该院ECMO应用很广，不但在ARDS中应用，而且在重症心肌炎、心肌梗死和严重创伤等方面广泛应用，获得了较好的效果。

38 甲型H1N1流感重症病例，肺毛细血管渗漏

患者王某，男，37岁，体质量90 kg，身高170 cm，宁夏人，在上海从事职业快递，发病前1周内去杭州出差，否认流感病例接触史。2009年8月28日发病，主要临床症状为发热，不伴有呼吸道症状。9月1日胸X线片：两肺炎症，给予头孢类抗生素治疗2天无效，体温不降，并出现呼吸困难。9月3日凌晨1时转诊至上海市第一人民医院急诊科，病情危重，紫绀，血压70/40 mmHg，经皮氧饱和度35%，紧急气管插管、呼吸机支持、补液、多巴胺（8 μg/kg/分）。因为躁动明显，自行拔出气管插管，在重新置管过程中，心跳停止，立即心外按压，肾上腺素2 mg，后转为窦性心律，血压维持在16～17.3/9.3～10.7 kPa（120～130/70～80 mmHg）。胸部CT（9月3日）：双肺大片渗出影。3日上午9时将样本鼻、咽部拭物及血清标本各一份送往松江区CDC。9月4日凌晨1时30分，区CDC甲型通过引物检测阳性；甲型H1N1流感病毒HA检测阳性；季节性流感H1和H3检测阴性。

经过上海市专家组会诊，诊断：甲型A（H1N1）流感并发呼吸衰竭、感染性休克、ARDS、MODS（心、肺、肝、肾等）。治疗调整：① 达菲150 mg，每日2次，② 斯沃600 mg，每日2次，③ 莫西沙星400 mg，每日1次，④ 甲基泼尼松龙：1 g（9月3日）；480 mg（9月4日）；240 mg（9月5日），⑤ 呼吸机支持治疗：采取肺保护策略。

患者在呼吸机辅助呼吸中，血压在多巴胺（8 μg/kg/分）维持下维持在13.3～17.3/9.3～10.7 kPa（100～130/70～80 mmHg）；心率80～100次/分；经皮氧饱和度85%～90%［压力控制模式，PEEP 2.74/2.94 kPa（28～30 cmH_2O），最高3.4 kPa（35 cmH_2O），FiO_2 100%］，尿量100 mL/d。经过全力抢救，病情仍然十分危重。

卫生部专家组于9月5日凌晨1点到上海，立即赶到医院听取病情汇报、病房看患者，与上海专家组一起讨论，诊断：甲型H1N1流感确诊病例（危重症），病毒性肺炎，感染中毒性休克，急性呼吸衰竭，ARDS，MODS；治疗：密切监测生命体征，继续达菲抗病毒治疗，抗生素预防感染，保护性机械通气治疗，建议糖皮质激素逐步减少用量。

2009年9月5日上海与北京专家联合会诊，笔者参与并提出目前患者不但表现ARDS，从临床分析已进入肺毛细血管渗漏阶段，并伴全身浮肿明显，两肺渗出严重，生命体征不稳定，尤其是氧分压极度下降。笔者建议"三步疗法"，加用乌司他丁（UTI, 400万 IU/d）修复保护内皮细胞并可减轻肺毛细血管内皮间隙，大剂量白蛋白（20 g，每6小时1次）可将毛细血管外渗液体回收入血管内，呋塞米（20 mg）能将血管内液体迅速排出体外。3个环节紧密相扣，对毛细血管渗漏有良好的作用。抢救组组长卢洪州教授表态：景教授的观点、治疗方法、临床效果在我院认可，且无不良反应，可采用。但抢救组的医生们不敢使用此方法，后由长征医院ICU郭昌星教授进行操作。一晚上患者排出尿量高达7 000 mL，呼吸明显好转，低氧血症得到一定好转。次日生命体征稳定，患者全身的浮肿减轻，撤去升压药，呼吸机支持条件下降，但肺功能逐渐改善。笔者认为此病例救治的成功得益于综合治疗，一线的医护人员为此付出了巨大的心血，从而获得成功。

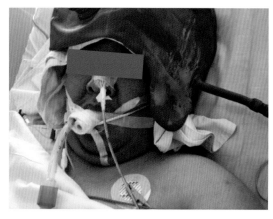

图38-1　入院后抢救中

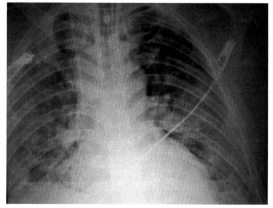

图38-2　9月1日胸X线片，两肺炎症大量渗出

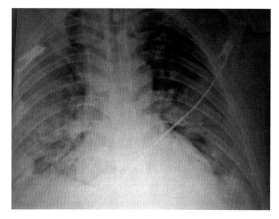

图38-3　9月3日病情加重，两肺渗出明显，严重低氧血症

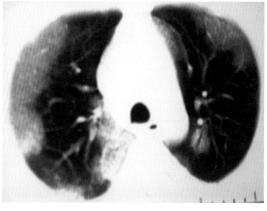

图38-4　9月3日CT表现：两肺有渗出（1）

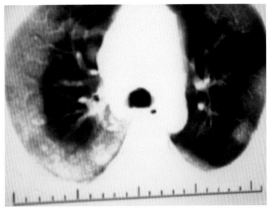

图38-5　9月3日CT表现：两肺有渗出（2）

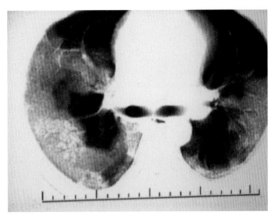

图38-6　9月3日CT表现：两肺有渗出（3）

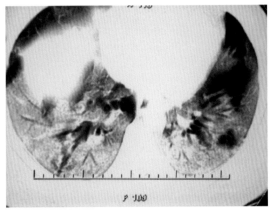

图38-7　9月3日CT表现：两肺有渗出（4）

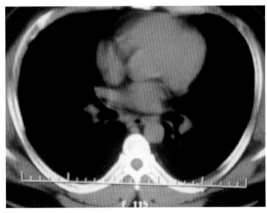

图38-8　9月3日CT表现：两肺有渗出减轻（5）

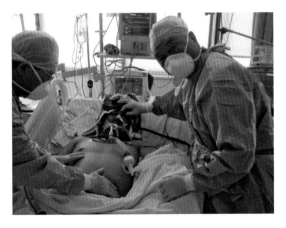

图38-9　笔者在检查患者身体

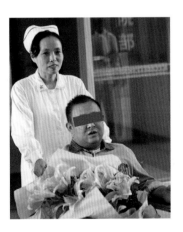

图38-10　上海首例甲型H1N1流感重症病例患者刘某于2009年10月3日康复出院

【讨论】

笔者认为，H1N1病毒可以侵犯全身，而肺是重点受害者。肺的改变由炎症发展为肺的毛细血管渗漏，而乌司他丁具有肺保护和促进毛细血管内皮细胞修复作用，从而较快地恢复肺的毛细血管结构，改善肺泡的通气和弥散功能，进一步改善低氧血症，有利于肺功能的恢复。笔者在其他原因引起的肺毛细血管渗漏采用"三步疗法"，临床常获得良好效果。对于H1N1引起的肺毛细血管渗漏治疗5例，均获成功。但例数尚少，有待进一步探索。笔者的体会：以往对因创伤、休克、感染、脓毒症、过敏、中毒等急危重病例的毛细血管渗漏综合征的救治，在病因祛除的情况下，客观条件允许，采用"三步疗法"（乌司他丁+白蛋白+呋塞米/CRRT），获得良好的效果，且无不良反应。

39 冲击性横纹肌溶解症致肌毛细血管渗漏

成某，男，48岁，2012年2月21日下午2时工作时不慎被重约800 kg铁质机械砸伤右下肢，压迫时间约20分钟，感剧烈疼痛，活动障碍，出血量较多，并出现尿痛、尿频、尿色红，无意识不清、呼吸困难、二便失禁。约1小时后送入张家港广和中西医结合医院，入院时血压10/5.3 kPa（75/40 mmHg），右下肢肿胀明显、活动障碍，出血量多，右股骨正侧位+骨盆平片示右股骨上段粉碎性骨折，右耻骨上下支骨折，右骶髂关节间隙增大。病情重，遂于下午5时转张家港第一人民医院，入该院时体温37.8℃，血压17.1/10.9 kPa（128/82 mmHg），神清，骨盆挤压分离试验阳性，髂腹部、腰臀部大片淤斑，右大腿极度肿胀，多枚张力性水泡，呈屈曲、外旋畸形，较对侧短2 cm，局部压痛不明显，有反常活动，骨擦感阳性，右大腿活动受限，右小腿、右足肿胀剧烈，足背动脉搏动消失，右足趾淤紫，血运存在，但较对侧明显差，毛细血管充盈延迟，右踝、右足趾不能活动，右下肢股骨中段以下感觉丧失。当时查血肌酐251.5 μmol/L，诊断为"右股骨干上段粉碎性骨折，右下肢骨筋膜室综合征，挤压综合征，右下肢血管神经损伤，骨盆骨折，尿道损伤"。入院后急诊行"右大小腿筋膜室切开减压+骨折复位外固定+血管神经探查术"，术后抗感染对症支持治疗，但右下肢肿胀仍明显，张力高，足背动脉搏动难以触及，且血肌酐水平进一步升高，考虑肌肉坏死，于2012年2月24日第二次行"扩创坏死组织清除+筋膜室减压术"，术后抗感染、输血、补液支持治疗，但创面大、切口渗液多，且肌酐仍高（550 μmol/L），治疗难度大，家属要求转上海长征医院急救科ICU进一步治疗。

入院当天出现咳嗽、咳黄黏痰，量不多，偶有痰血，无畏寒、发热。急诊以"右股骨干上段粉碎性骨折，挤压综合征"收入急救科（ICU）。患者精神状态欠佳，体质量无明显变化，饮食不振，大便无特殊，留置导尿管通畅，尿色已变黄，近日24小时尿量约1 500 mL左右，治疗上，在渗漏高峰期使用乌司他丁、白蛋白等药。

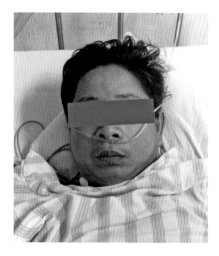

图39-1　患者2011年2月7日入院时情况

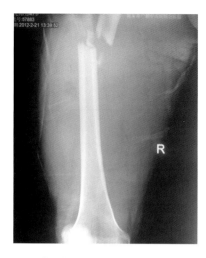

图39-2　右股骨平片示右股骨上段粉碎性骨折

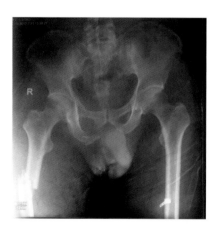

图39-3　骨盆片示右耻骨上下肢骨折，右骶髂关节间隙大

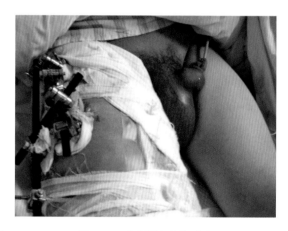

图39-4　右大腿和阴囊肿胀

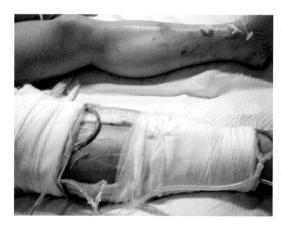

图39-5　伤后3天右小肢明显肿胀

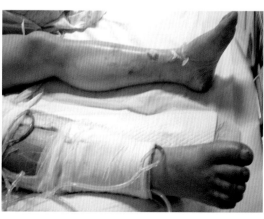

图39-6　右小腿肿胀

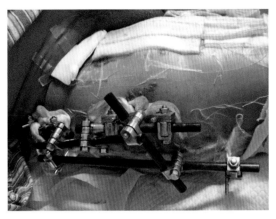

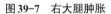
图 39-7　右大腿肿胀

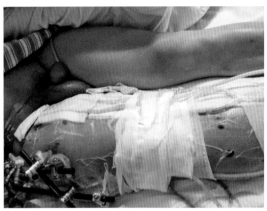
图 39-8　3 月 8 日，患者右下肢及阴囊肿胀仍明显

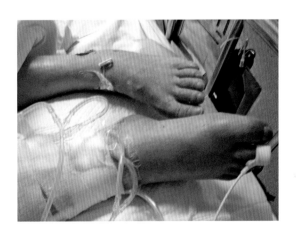

图 39-9　右小腿和足背肿胀

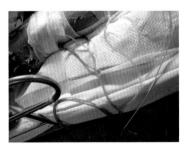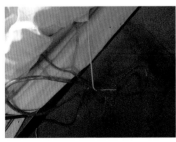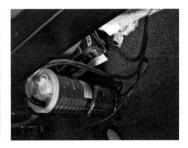

图 39-10　伤口分泌物 VSD 材料收集，渗液量每天仍达 1 300 mL，色为淡红至透明，其化验结果各项治疗与血浆成分接近，提示毛细血管渗漏，并非局部感染炎症渗出（3 月 8 日摄）

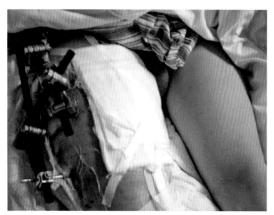

图39-11　右大腿、阴囊肿胀减退

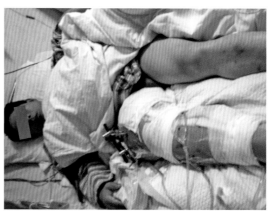

图39-12　右大腿消肿

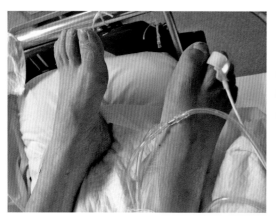

图39-13　3月12日，患者右足恢复正常

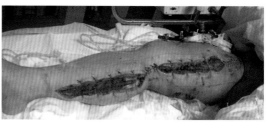

图39-14　示3月5日换药时情况

右股骨外固定术后，右下肢内侧从内踝至大腿根部已全部切开，右大腿、小腿外侧切开减压，右膝外侧保留约10 cm皮肤未切开，创面色稍灰暗，有少量淡黄绿色分泌物及少量坏死组织，右下肢肿胀剧烈，足背动脉搏动存在，右足趾无明显淤紫，双上肢和左下肢活动、感觉良好。笔者提醒，在切开减压时，要注意关节处尽量不切开，以免瘢痕引起关节活动障碍

表39-1　患者尿量变化

时　间	尿量（mL）	尿比重	尿潜血	尿蛋白
3月1日	1 300			
3月2日	1 800	1.020	（+++）	（+）
3月3日	1 850	1.020	（+++）	（-）
3月4日	2 250			
3月5日	5 400	1.005	（++）	（±）
3月6日	5 250			

患者尿量变化

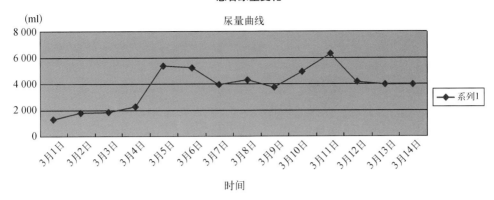

图 39-15

表 39-2　右下肢引流量

时间（月/日）	3/1	3/2	3/3	3/4	3/5	3/6	3/7	3/8	3/9	3/10	3/11	3/12	3/13	3/14
VSD 引流量（mL）	550	1 100	1350	925	1 000	790	700	550	625	320	230	300	120	120

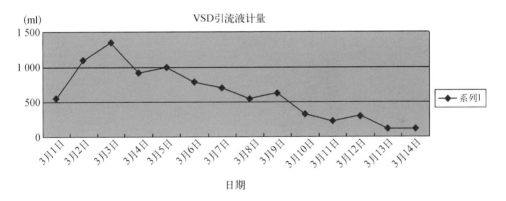

图 39-16

表 39-3　VSD 引流液成分与静脉血比较

	VSD引流液	静脉血
白细胞	$900 \times 10^6/L$	$9.3 \times 10^9/L$
红细胞	$380 \times 10^6/L$	$2.9 \times 10^{12}/L$
中性粒细胞	88%	90%

表39-4　患者肝肾功能变化

项　目 时　间	TB μmol/L	DB μmol/L	ALT IU/L	AST IU/L	ALB g/L	BUN mmol/L	Cr μmol/L
3月1日	44	41	72	82	30	28.5	486
3月2日	30	20	47	55	33	31.8	528
3月3日	39	34	52	62	29	36.5	510
3月5日	34	25	73	70	33	45.8	413
3月6日	33	20	90	55	30	44.4	307

【讨论】

横纹肌溶解症（RM）大多发生在挤压综合征时，肌肉丰富部位尤其大腿部位受到较长时间重力挤压后造成复杂而严重的创伤，名为埋压性RM，其特点是磷酸肌酸激酶（CK）总量升高，进一步测定同工酶发现"MM"明显升高，血和尿中肌红蛋白阳性，尿呈酱油色伴有肌肿胀、肌触痛、肌紧张和注水感，皮肤呈压迫性坏死，尔后出现少尿、无尿、急性肾功能衰竭（ARF），高血钾、高血磷、代谢性酸中毒、DIC等，由于横纹肌肿胀局部压力上升，压迫血管造成缺血，再灌流损害，造成线粒体崩溃，肌细胞凋亡、死亡，细胞膜通透性升高，毛细血管出现渗漏，大量液体外渗造成低容量性休克，进一步发生微循环障碍，出现分布性休克，使病情更加复杂和严重。

本病例特点是挤压物较大，质量较重（约800 kg），挤压时间未超过20分钟，故诊断为"冲击性横纹肌溶解症"，少尿无尿期不明显，为非少尿性急性肾功能衰竭。笔者发现在RM病例中，非少尿性急性肾功能衰竭者较少见，文献亦有类似报告，由于受挤压部位局部表现可因受挤压程度和时间不同及受压部位的解剖特点等，其临床表现不完全一致，同样压力和时间对小腿的损伤要比大腿严重。因小腿筋膜腔隙小，可伸展性差，受压部位易出现青紫、苍白、皮肤出血等，而受伤部位远端可出现红斑和水泡，远端肢体皮肤发白，温度下降，严重时伤肢血管搏动减弱或消失，受压肢体运动障碍，肌肉无力等感觉改变。

伤肢肿胀在损伤后逐渐出现，由于受伤肢体肌肉组织的肿胀压迫，缺血再灌注，组织细胞产生细胞因子、炎性介质等伤害，发生肌肉溶解，毛细血管渗漏，血浆样液体甚至全血不断漏出，有的小血管破裂出血。大量水分、血浆（尤其含蛋白成分）进入组织间隙后，使肿胀肢体进一步加剧，一旦合并局部坏疽或感染，可出现"二次"局部肢体病变加剧，又由于伤肢筋膜的限制，受压肢体组织缺血坏死，造成筋膜腔隙压力进一步增大，反过来加重组织缺血缺氧，加重血液循环障碍，从而形成恶性循环，最终导致肌肉组织坏死，如果未行肢体切开引流、减压和清理坏死组织等，其结果肢体难以保存，而且继发MODS，甚至生命难以维持。笔者在临床中观察到，由于未能处理好这一环节，结果造成截肢或死亡，应引以为戒。本例伤后第4天出现伤肢明显肿胀，在张家港医院切开伤肢，渗液量较多，每天换药4次，每天4大块棉垫不够，腿感觉像泡在水里（未计量），直至第9天转至我院采用VSD材料收集，渗液量每天仍达1 350 mL，色为淡红至透明，其化验结果各项指标与血浆成分接近，提示出现毛细血管渗漏，并非局部感染炎症渗出所致，直至21日，渗漏液减至不到100 mL，肿胀肢体明显消退，横纹肌溶解症明显好转，毛细血管渗漏基本控制，虽痰、渗液培养出屎肠球菌和白色念珠菌，采用斯沃和米开民等治疗，临床发热炎症反应不明显，病情稳步好转。

文献记载，当筋膜间压力升至超过舒张压时，发生体静脉回流障碍，达到55～60 mmHg时小动脉停止供血，肌肉血液停止循环。据统计，缺血缺氧30分钟即可产生神经功能障碍，肢体受压2～4小时，肢体功能尚可恢复，4～12小时出现肌肉功能不可逆改变。有研究发现肢体持续挤压5小时，35%可发生肢体缺血、挛缩性僵直，其受压肌肉呈现"鱼肉样"苍白，质脆易碎，小腿前臂两骨筋膜间隙内常见整块肌肉发白、坏死，严重者横纹肌纤维肿胀、间质水肿，显微镜下肌纤维模糊，细胞核消失，并有出血和急性炎性细胞浸润。

根据急性肾功能衰竭（急性肾衰）起病时的尿量，临床将其分为少尿型和非少尿型。起病时尿量少于400 mL/d为少尿型，多于600 mL/d为非少尿型。1943年Shen等首次报道非少尿型急性肾衰，14例烧伤患者出现肌红蛋白尿及急性肾衰，其中4例尿量不减少。直到20世纪60年代，非少尿型的报道才逐渐增加。近年来，非少尿型的发生率占急性肾衰的20%～60%。非少尿型的发生可能有以下原因：① 肾小球滤过率（GFR）轻度下降，肾小管损害程度也较轻，只表现为尿浓缩功能障碍，故尿量相对增多；② 肾单位受损不均匀，部分肾小球滤过功能尚保存，而肾小管重吸收功能有明显减退，致使尿量增多；③ 肾单位弥漫受损，但肾小球滤过功能减退程度轻于肾小管重吸收功能，加之远端肾小管功能受损，产生多尿，故虽然非少尿甚至多尿，仍有进行性氮质血症，并出现尿毒症症状，但程度较轻，因尿量不减少，高钾血症较为少见。该患者每天小便超过1 000 mL，但尿液的常规检查提示尿比重低，伴氮质血症，为典型非少尿型急性肾功能衰竭。

40 癫痫诱发肺毛细血管渗漏

赵某，女，32岁，于2011年7月20日8：50开车送女儿去学校，未发动马达突然癫痫大发作、意识丧失，急送铜陵市人民医院神经内科，尚未检查又发生癫痫，四肢大抽搐、呼吸困难，双肺水泡音，严重低氧血症，急转入ICU，行气管插管，呼吸机辅助呼吸。开始气道吸出红色泡沫样痰，一小时后涌出大量血性液体。昏迷，烦躁，心率140次/分，血压9.3/6.7 kPa（70/50 mmHg）（加用多巴胺、去甲肾上腺素）。氧饱和度86%。立即给予咪唑安定、西地兰、呋塞米等药。次日鲁厚清主任与笔者通话后建议加用脱水剂和乌司他丁，并赶到该院。追问病史：8年前患脑炎，曾有癫痫大发作，本次发病前有胸闷感（无心脏病史）。

笔者认为癫痫并发神经源性肺水肿，目前已发展为肺毛细血管渗漏，立即采用乌司他丁首次100万IU快速静滴，以后400万IU/d，白蛋白20 g + 呋塞米20 mg快速静

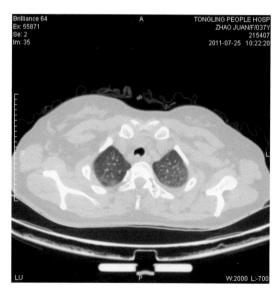

图40-1 治疗后3天肺尖部CT

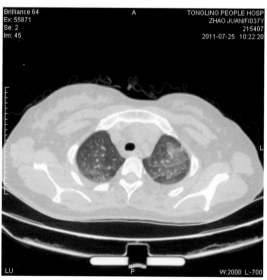

图40-2 治疗后3天肺中部CT

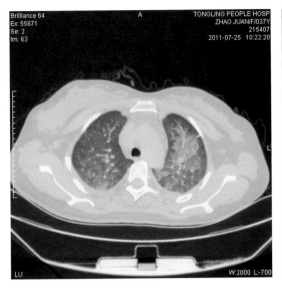

图40-3　治疗后3天，肺中部CT示点影、双肺大量渗出

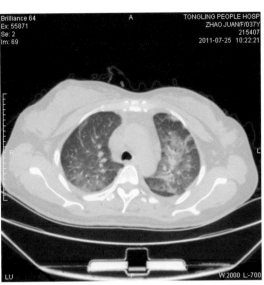

图40-4　治疗后3天肺下部CT影像

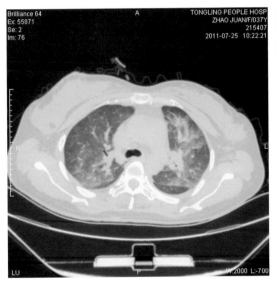

图40-5　治疗后3天肺下部CT影像

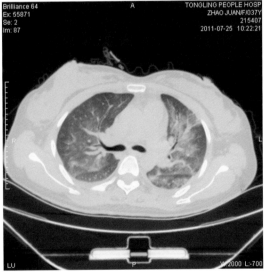

图40-6　治疗后3天肺下部CT影像

脉给予，鲁厚清主任也表示同意。次日症状控制，肺已无渗液涌出，生命体征稳定，肺CT双肺弥漫性点片状渗出，5天患者清醒拔管，10天后出院，随访2个月，脑电图，脑和肺CT无特殊改变。

诊断：癫痫并发神经源性肺水肿、肺毛细血管渗漏。

【讨论】

1874年Nazhnagel首次报道实验动物中枢神经系统损伤后可发生急性肺水肿。癫

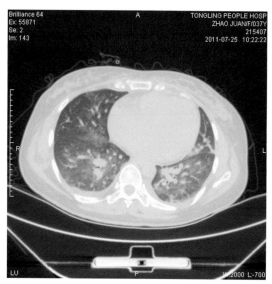
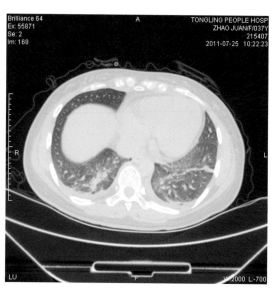

图40-7　治疗后3天肺基底部CT影像　　　　图40-8　治疗后3天肺基底部CT影像

痫持续状态下中枢脑组织缺氧，颅内压升高，可引起视丘下部的功能紊乱，在这种应激状态下机体交感肾上腺髓质系统过度兴奋，是发生肺水肿的一个重要因素。大量中枢交感神经递质的释放，引起全身血管收缩，外周血管阻力增加，导致左心负荷过重，收缩力减弱，左心房、肺静脉、肺毛细血管压显著增高等血流动力学障碍。另外，癫痫持续状态表现为全面性强直阵挛发作，此时全身血流重新分布，体循环回心血量骤然增加导致血流动力学障碍。

　　另一方面，通过神经源性作用直接影响肺血管系统，促进白细胞异常反应并在肺内扣押，以及纤维蛋白降解产物等增加、肺毛细血管通透性增加和肺泡上皮细胞损伤，促使大量含蛋白的液体进入肺间质。在癫痫持续状态下，机体缺氧、酸中毒促使小动脉扩张、肺静脉淤血、肺毛细血管压升高，缺氧和酸中毒也进一步损害肺毛细血管内皮，使其通透性升高，继而常发生肺毛细血管渗漏，出现气道内涌出大量液体。

　　笔者认为该病以神经源性缺血缺氧直接作用肺血管是主要的，使肺毛细血管内皮细胞受损，发生通透性升高，产生肺毛细血管渗漏，大量血性或无色透明液体涌出，进一步加重缺氧，使脑、心、肺、肝、肾等受损害。张光伟在2008年《癫痫持续状态并神经源性肺水肿的临床分析》36例中死亡26例，死亡率高达72%。本例救治很快成功，乃与用药恰当、治疗合理有关。

41 6例群体H₂S中毒

6例患者均为男性，年龄$26 \sim 51$岁，平均39.5岁。均为新疆某煤矿的管理人员和采煤工。因煤矿发生冒顶事故而致井下作业面H₂S浓度迅速升高（事后现场检测H₂S浓度达$900 \sim 1\,000\,mg/mm^3$）使8人中毒，其中两人当场死亡，另两人中毒昏迷，下井救护过程中因缺乏防护设备又致中毒昏迷。所有中毒患者经初步处理，$2 \sim 3$小时转入解放军乌鲁木齐总院进一步救治。当时临床主要表现见表。5例入ICU，1例入心内科CCU。

表41-1　6例重度H2S中毒患者血清酶峰值变化（IU/L）

病案号	ALT	AST	CK	CK–MB	LDH
1583346	252	130	1 061	15	493
1583345	131	323	16 030	21	687
1573757	330	251	6 530	37	856
1583351	401	405	12 500	54	1 011
1583335	259	174	7 200	10	400
1583350*	43	218	15 070	60	531

注：本院实验室参考值：ALT（谷丙转氨酶）$0 \sim 40\,IU/L$；AST（谷草转氨酶）$0 \sim 40\,IU/L$；LDH（乳酸脱氢酶）$100 \sim 240\,IU/L$；CK（磷酸肌酸激酶）$26 \sim 200\,IU/L$；CK–MB（CK同工酶MB）$0 \sim 5\,IU/L$。*：死亡患者

影像学改变：5例患者胸X线片示双肺纹理增多增粗，双肺门均见向肺野内放射分布片状絮状影，左右不对称，心影未见增大。4例患者胸X线片显示同时合并肺部感染征象。3例患者头颅MRI示双侧基底节区豆状核及尾状核、双侧侧脑室前后角及体部、部分大脑皮层可见对称性长T1、长T2异常信号，神经系统损害程度与MRI表现明显相关。1例严重神经系统损害患者脑血流灌注断层显像（ECT）示双侧大脑皮质菲薄，白质区扩大，双侧颞顶区脑血流灌注明显减低。1例以心功能不全为主要表现患者心脏超声显示左室运动普遍减弱，左室收缩功能低下，射血分数仅为（29%）。

治疗与转归：4例患者入院时即出现急性肺水肿、严重呼吸衰竭出现肺CLS及休克，立即给予气管切开，以保护性肺通气策略进行呼吸支持，同时给予强有力的循环支持，迅速稳定患者的生命体征后收入综合性ICU进行加强监护治疗。根据病情采取头部降温、大剂量蛋白酶抑制剂（乌司他丁）。在ICU存活痊愈4例，乌司他丁总量高达1.3亿IU（即1 300支），自由基清除剂（依达拉奉）、脱水、利尿、糖皮质激素、大剂量维生素C、营养心肌改善细胞代谢（磷酸肌酸钠）、改善微循环、保肝、控制感染等综合治疗措施，保护器官功能，预防并发症。对所有患者，只要病情允许，尽快进行高压氧舱治疗。结果本组6例患者中，4例痊愈，1例植物状态，1例于入院后第3天

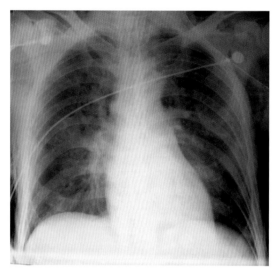

图41-1　心影不大　　　　　　　　　　　图41-2　片状絮状影，左右不对称

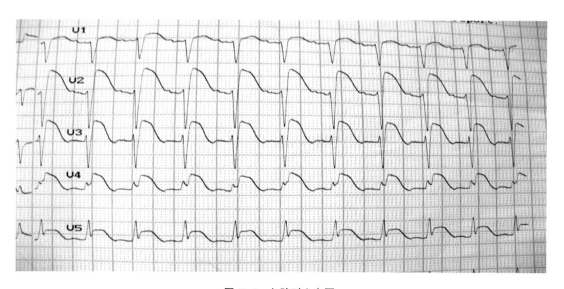

图41-3　入院时心电图

在心内科CCU突发心搏骤停抢救无效死亡。笔者仅参与会诊，全过程由李新宇主任指挥抢救，在ICU患者全部痊愈存活，心内科1例死亡，笔者认为可能与未用乌司他丁有关。故笔者体会，乌司他丁对治疗H_2S中毒具有"奇效"。

心电图变化：4例患者心电图表现为多导联ST段弓背向上抬高0.3～1.1 mV，相应导联ST段压低，酷似心肌梗死表现，1例患者心电图表现为反复发作的心房颤动。

42

H₂S泄漏中毒救治成功，肺、脑毛细血管渗漏

张某，男，38岁，2008年10月14日在胜利油田污水处理厂工作时遭遇H₂S泄漏，当即昏迷，送往东营市人民医院，途中全身抽搐、牙关紧闭、呼吸一度停止，即送ICU，深昏迷，小便失禁。该医院诊断：① H₂S中毒；② 吸入肺损伤；③ MODS（脑、肺、肝、肾）。由于ICU任国亮主任刚听过笔者讲课，立即采用大剂量乌司他丁，300万IU/d，同时电话联系笔者，建议加强脑脱水，使用白蛋白，乌司他丁由原来每天300万IU增加到400万IU。次日傍晚笔者赶到东

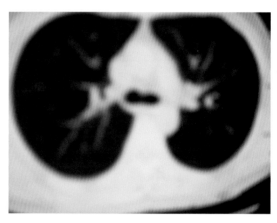

图42-1　笔者于2009年5月1日赴东营随访，发现患者所有临床检查均正常，头脑清晰，思路敏捷，心肺功能正常，胸部CT未发现肺纤维化

营，患者神志转清，生命体征稳定，大剂量乌司他丁使用5天后减量，并行高压氧舱

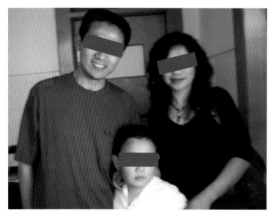

图42-2　1年后患者全家合影

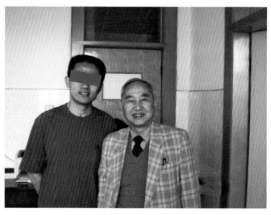

图42-3　1年后患者与笔者合影，正常工作无后遗症

治疗，病情好转，于11月3日转出ICU，未发生迟发性脑病。

2008年12月检查脑CT、脑电图、肺CT、肝肾功能均正常，于2009年1月9日出院。在家休息一个月后正常工作。笔者在1年后随访患者，各脏器恢复正常，仍继续正常工作，无后遗症。

[分析与讨论]

H_2S中毒被认为是一种强大的细胞色素C氧化酶抑制剂，该酶是细胞氧化磷酸化过程的"终点酶"，其功能被抑制将导致机体有氧代谢几乎完全受阻，继而导致ATP继发性耗竭及乳酸堆积，最终造成类似氰化物中毒的组织细胞缺氧，即细胞内窒息，可发生"闪电式死亡"。但是，临床上按救治氰化物中毒的方法救治硫化氢中毒往往并不奏效。晚近研究表明，H_2S介导的早期大量氧自由基释放及线粒体膜去极化所导致的广泛细胞损伤也是其毒性作用的重要组成部分。因此，重度硫化氢中毒往往会引起多系统和多器官损害，其中中枢神经系统、呼吸系统、循环系统的损伤最为严重。救治过程中必须从整体出发，针对H_2S中毒对机体造成的病理生理变化，针对不同的器官，采取强有力的综合治疗及预防措施，可挽救生命预防并发症。重度硫化氢中毒的综合救治策略应包括以下几个方面。

（1）早期强有力的呼吸循环支持是决定成败的关键，重度H_2S中毒所致多器官功能损害，早期突出表现为中枢神经、呼吸和循环衰竭。除H_2S对各器官系统的特异性损伤外，缺氧（包括内呼吸与外呼吸功能障碍）是导致患者多器官功能损害的共同病因，各器官系统发生的病理生理变化互为因果，形成恶性循环，在短时间内导致患者死亡。因此，必须尽早开始对此类患者进行强有力的呼吸循环支持。应注意以下几点：① 重视早期气管插管或气管切开，呼吸机支持：重度H_2S中毒患者意识障碍严重，牙关紧闭，肌张力高，如行气管插管，必须使用镇静剂和肌肉松弛剂，否则易诱发不可逆的循环衰竭导致患者死亡。如插管时不使用镇静剂，肌松剂则易加重全身痉挛状态，增加机体氧耗量，加重缺氧，对本已脆弱的各器官功能造成第二次打击，从而使患者病情恶化。早期气管插管或切开可引流呼吸道分泌物，避免机械通气过程中出现的气道阻塞、意外拔管或因不耐受气管插管而被迫使用大量镇静剂等不必要的麻烦；② 早期采取肺保护性通气策略迅速改善氧合：肺是H_2S毒性作用的主要靶器官。H_2S具有强烈的细胞毒性作用，通过抑制细胞能量代谢；损伤肺毛细血管内皮；诱导产生大量氧自由基导致肺组织各型细胞损伤等途径使肺功能严重受损。临床突出表现为类似ARDS的严重呼吸窘迫及肺水肿、肺毛细血管渗漏。本组4例表现为大量血性液体从气道内涌出、呼吸频率>40次/分、氧合指数（PaO_2/FiO_2）<200，为肺毛细血管渗漏，对此类患者，应在迅速建立人工气道后立即开始正压通气。采取小潮气量（6～7 mL/kg），迅速寻找最佳PEEP，最大限度改善肺顺应性，辅以适当镇静等肺保

护性通气策略，减少呼吸负荷，避免呼吸机相关肺损伤（VALI）。本组4例患者机械通气时间2～29天，除1例于入院第3天CCU救治中因突发心搏骤停而死亡，其余患者均顺利脱机；③ 加强监护维持循环稳态。H_2S中毒的本质是细胞缺氧，而低血压必然加重细胞缺氧。H_2S中毒所致低血压的原因是多方面的，但心功能损害、细胞能量代谢障碍及乳酸堆积可能是其主要原因。因此，必须加强监护，针对纠正组织缺氧、改善细胞能量代谢、保持内环境稳定等环节，及时采取措施维持机体循环稳定。

（2）采取综合救治手段，重视脏器功能保护

1）重视乌司他丁对器官功能的保护作用：目前公认H_2S中毒无特效解毒剂。乌司他丁（ulinastatin，UTI）是从人尿中提纯的蛋白酶抑制剂，具有抵抗外来刺激，减少外界损伤因子对机体的损伤，维持人体内环境平衡的作用。基础与临床研究表明，乌司他丁可抑制急性肺损伤（ALI）炎症细胞的聚集和激活；抑制炎症介质和细胞因子释放；减轻ALI。舟山刘成国院长说："该院两例均为H_2S中毒，一例闪电式死亡，另一例闪电式清醒，个人认为可能与应用大剂量乌司他丁有关"。陈雪峰等将乌司他丁用于治疗ALI患者，发现乌司他丁能显著降低ALI患者升高的血清C反应蛋白浓度，提高氧合指数，认为乌司他丁可替代激素用于治疗ALI。姜兴权等也证明，肺保护性通气策略联合乌司他丁能改善ALI患者呼吸力学、动脉血气及血流动力学，降低MODS等并发症发生率，显著降低死亡率。针对H_2S导致器官功能损伤的机制，李新宇等将乌司他丁用于H_2S中毒的临床救治，早期使用大剂量乌司他丁（120～160万IU/d）可起到明显稳定呼吸循环功能、减轻肺水肿、预防并发症、缩短病程的作用。

2）重视治疗整体观和连续性，以保护器官功能为出发点，实施综合救治。批量伤病员短时间到达抢救室，对应急救治能力要求极高，应迅速有效地调集和调整人力物力，在统一指挥下，有针对性地采取救治措施，极重症患者必须保证床旁有足够的医护人员对病情实施动态监护治疗。整体观救治思维在H_2S救治过程中极为重要，要抓住危及患者生命的主要矛盾，以维持各脏器系统的平衡为出发点，在早期救命阶段即需注意防治误吸、高热、抽搐、高血糖、高渗、消化道出血、继发感染等并发症。高压氧治疗H_2S中毒的作用是肯定的。无需呼吸支持、生命体征平稳的患者应尽快进入单人纯氧舱治疗，无法脱离呼吸机的患者，创造条件脱机后尽快进舱，支持设备、球囊挤压，气压式呼吸机，可在氧舱内完成救治工作。笔者以往抢救H_2S中毒死亡率很高，自采用大剂量乌司他丁后，H_2S中毒无一例死亡，全部痊愈，望同道们对此共同探索。

（3）二氧化氮（NO_2）中毒引起毛细血管渗漏，临床上常使用一氧化氮（NO）用于治疗肺动脉高压和低氧血症，但NO在有氧的环境中易被氧化成NO_2。空气污染物中也含有大量的NO_2，一旦吸入NO_2后可引起肺损伤，其机制仍不甚清楚。有研究分

别对长期吸入 NO_2 和短期吸入 NO_2 的 SD 大鼠肺组织内的丙二醛（MDA）、谷胱甘肽（GSH）、总抗氧化能力（TAOC）进行检测与分析，认为 GSH 是一种低分子质量自由基清除剂，由蛋氨酸、甘氨酸、半胱氨酸组成的一种三肽，是组织中主要非蛋白质巯基化合物，可清除超氧离子、过氧化氢等，并且是谷胱甘肽过氧化物酶和谷胱甘肽 S 基转换酶的底物，GSH 还具有使维生素 E 恢复到常态的作用。缺乏或耗竭 GSH 会使某些化学物质或环境污染物产生中毒或加重中毒作用，这与过氧化损伤有关。GSH 的多少是衡量机体抗氧化能力大小的重要标志。又有研究证实，NO_2 吸入后首先被上皮细胞表面薄层液体内的 GSH 等抗氧化作用物质所吸收，并与之发生反应，使其含量下降。有研究证明，短期 NO_2 吸入组的 SD 大鼠 GSH 下降不明显，可能与 GSH 在氧化物质作用下可代偿合成有关，长期 NO_2 吸入组的 SD 大鼠 GSH 明显下降，则是因为长期过氧化损伤超出代偿范围的结果。

TAOC 包括非酶类抗氧化物（如 GSH、维生素 C 等）和酶类抗氧化物如 SOD、过氧化氢酶等。这个体系的防护氧化作用主要通过 3 个途径：① 清除自由基和活性氧，以免引发脂质过氧化；② 分解过氧化物，阻断过氧化链；③ 除去起催化作用的金属离子。总抗氧化能力各成分之间有协调、依赖和代偿作用。在研究 NO_2 吸入组的 SD 大鼠 TAOC 显著低于对照组，与其他研究报道一致。NO_2 吸入后 TAOC 下降是肺损伤发生的重要原因。

NO_2 吸入后，首先被 GSH 等抗氧化物质所吸收，并与之发生反应，生成活性氧自由基（超氧离子、羟自由基）。攻击细胞膜上不饱和脂肪酸（PUFA），引起脂质过氧化反应，形成脂质过氧化产物，MDA 是其中重要的一种。MDA 不仅反映自由基产生的程度，而且还反映脂质过氧化的程度，间接反映细胞损伤程度。研究证实，吸入 NO_2 组的 SD 大鼠，MDA 含量显著高于对照组，证实 NO_2 吸入后的过氧化反应可造成细胞损伤，是急性肺损伤发生的重要机制。

1）二氧化氮致大鼠急性肺损伤的机理：NO_2 是氮氧化物在空气中的主要存在形式，它不仅是一种重要的环境污染物，在某些意外事故中，还可局部高浓度致人员急性中毒。吸入较高浓度的 NO_2 可致急性肺损伤。因为 NO_2 本身是自由基，因此推测它可能通过氧化作用引起肺损伤。

肺组织光镜观察发现，大鼠 62.4 ppm NO_2 染毒后 2 小时肺泡腔即出现粉红色均质性水肿液，肺部有炎症细胞浸润，染毒后 24 小时上述变化更加明显，染毒后 3 小时，肺泡内水肿液基本消失，肺泡壁增厚。

NO_2 水溶性差，对上呼吸道刺激作用小，吸入后绝大部分进入肺部，损伤肺组织。在低、中浓度 NO_2 染毒，BALF 中蛋白含量已升高，表明肺毛细血管通透性已增加；较高浓度 NO_2 染毒后，BALF 中蛋白、LDH 显著升高，肺泡内有大量粉红色泡沫，表明大鼠肺毛细血管通透性增高，出现肺毛细血管渗漏、肺组织破坏。

表42-1　大鼠 NO_2 染毒后不同时间 BALF 中蛋白和 LDH 含量

时　间	蛋白（pb/g·L^{-1}）	LDH（IU/L）
2 h	6.70 ± 4.51[**]	71.0 ± 65.3[**]
12 h	13.50 ± 56.12[**]	74.6 ± 16.8[**]
24 h	7.25 ± 3.57[**]	61.2 ± 17.0[**]
3 d	0.30 ± 0.10[**]	47.3 ± 23.4[*]
7 d	0.130 ± 0.05	25.5 ± 16.3
对照	0.16 ± 0.07	26.7 ± 3.0

注：$\bar{x}±s$；n=6；大鼠染毒10分钟；与对照组比较，[*]P<0.05；[**]P<0.01

表42-2　大鼠 NO_2 染毒后 12 h BALF 中蛋白和 LDH 含量

NO_2（ppm）	蛋白（pb/g·L^{-1}）	LDH（IU/L）
21.0	1.26 ± 0.42[**]	29.20 ± 8.1
43.3	9.82 ± 4.96[**]	58.81 ± 3.6[**]
62.4	13.55 ± 6.12[**]	74.60 ± 16.8[**]
对　照	0.16 ± 0.07	26.7 ± 3.0

注：$\bar{x}±s$；n=6；大鼠染毒10分钟；与对照组比较，[*]P<0.05；[**]P<0.01

　　Pryor等报道，在体外化学反应体系，NO_2能与不饱和脂肪酸反应，启动脂质过氧化，产生自由基。肺部还有丰富的不饱和脂肪酸，因此，一些学者推测NO_2进入肺后启动肺组织脂质过氧化可能是NO_2造成肺损伤的机制之一。但Cavanagh等及Guth等均报道大鼠吸入NO_2后4小时已造成明显肺损伤，而肺组织MDA未见升高。

　　研究中，大鼠NO_2染毒后肺组织MDA含量在各染毒剂量几个时间点均没有升高，说明肺组织脂质过氧化没有增强。肺组织过胱甘肽过氧化物酶（GSHPX）、超氧化物歧化酶（SOD）、维生素E及总巯基含量均显著降低，并呈一定的剂量效应关系，这可能不是清除自由基引起的，而是其他原因。NO_2是强氧化剂，因此它可能直接攻击酶，对肺易发生损害造成ALI有死亡报道。

　　2）急性NO_2中毒对肺部的影响：吸入氮酸雾后2～6小时或延迟到36小时后中毒症状逐渐加重，有头痛、胸闷、胸痛、刺激性咳嗽、黄痰或痰中带血丝、出汗、气急、严重者出现端坐呼吸、紫绀或寒战、发热。双肺中下野有群集粟粒状斑片阴影，呈肺水肿征象。

　　病变分为两个阶段，第一阶段为急性肺水肿，可延迟至暴露后36小时才发病。气急常很严重，伴有紫绀及窦性心动过速。肺部听到鼾音及捻发音。有明显的低氧血症及不等程度的通气过度。在这阶段可发生死亡，但亦有未经治疗而仍然生存者。第二阶段，在暴露后2～6周，出现寒战、发热、反复咳嗽、严重气急及紫绀。X线表现为双肺有粟粒状斑片阴影。肺活检或尸解提示阴影系由于闭塞性细支气管炎所致。肺功能损害表现为限制性通气障碍，弥散功能损害，低氧血症及过度通气。

43 吸入二氧化氮气体引起肺毛细血管渗漏

2011年8月8日晨患者张某，男，49岁，在某工厂不慎操作将铁器放入浓硝酸缸中，当即产生大量有毒云雾气体，吸入呼吸道后即出现气急，胸闷，急送至宜兴市人民医院ICU，查体：呼吸极度困难，两肺密布湿啰音。行气管插管呼吸机辅助呼吸，并吸出粉红色泡沫样液体。临床诊断为急性肺水肿，实为肺毛细血管渗漏。给予血管活性药物维持血压。

笔者于8月9日中午会诊后予以大剂量乌司他丁（首剂100万IU，尔后200万IU，1次/12 h），白蛋白（20 g，1次/6 h）加呋塞米（20 mg，1次/6 h），陆俊杰同意并加用糖皮质激素（地塞米松20 mg，1次/d）气道雾化吸入，第2天症状好转，但肺部渗出明显。

另一患者徐某，男性，45岁，为工厂安保人员，事故发生后头戴防护面具进入现场，仍吸入少量有害气体，病情相对较轻，以相同治疗，但第3天因低氧血症明显行气管插管呼吸机辅助呼吸。

2例患者经治疗7天后生命体征稳定，无低氧血症，停呼吸机辅助呼吸，肺部CT

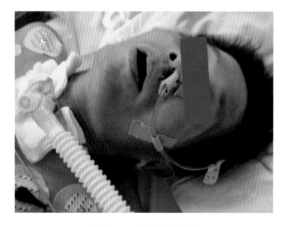

图43-1　中毒后第2天

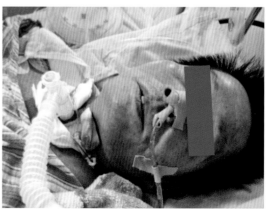

图43-2　中毒后第2天

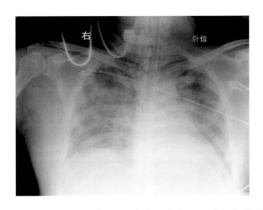

图43-3　入院后的第3天床旁胸X线片：双肺渗出明显

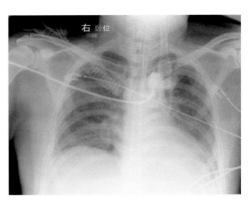

图43-4　入院后的第4天床旁胸X线片：肺渗出好转

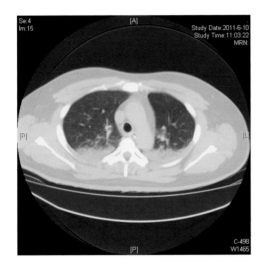

图43-5　入院后的第5天肺CT影像：双侧少量胸水

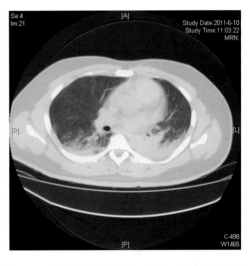

图43-6　入院后的第5天肺CT影像：肺渗出不明显

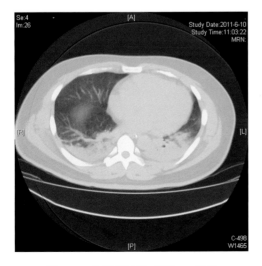

图43-7　入院后的第5天肺CT影像

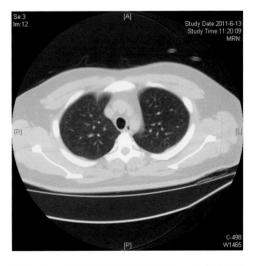

图43-8　入院后的第9天肺CT影像：渗出液吸收

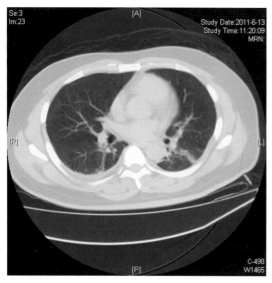

图43-9　入院后的第9天肺CT影像：基本恢复正常

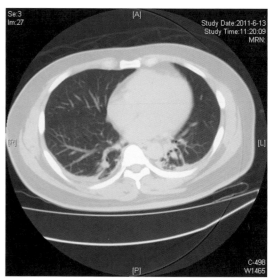

图43-10　入院后的第9天肺CT影像

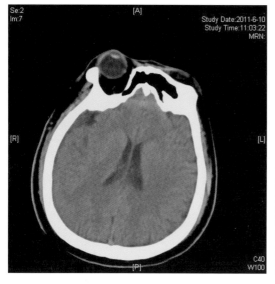

图43-11　入院后的第5天头颅CT影像：脑水肿

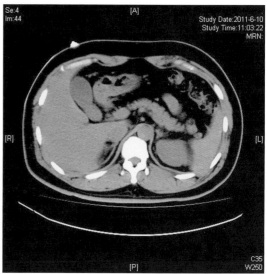

图43-12　入院后的第5天腹部CT影像：无异常

显示病灶明显改善，自行进食。经一周治疗，临床明显好转，生命体征稳定，无感染迹象。2周后出院康复治疗，半年后随访正常工作，但由于吸入 NO_2 量多，患者有很轻度肺纤维化表现。

【分析与讨论】

NO_2 水溶性差，对上呼吸道刺激作用小，吸入后绝大部分进入肺部，损伤肺组织。宋蔚忠等在动物实验研究中发现：低、中浓度 NO_2 染毒，BALF中蛋白含量已升高，表明肺毛细血管通透性已增加，较高浓度NO_2染毒后，BALF中蛋白、LDH显著升高，肺泡内有大量粉红色泡沫液体，表明大鼠肺毛细血管通透性增高、渗漏，肺泡破坏，已发生急性肺损伤。

Pryor等报告，在体外化学反应体系，NO_2能与不饱和脂肪酸反应，启动脂质过氧化，产生自由基。肺部含有丰富的不饱和脂肪酸，因此一些学者推测NO_2进入肺后启动肺组织脂质过氧化可能是NO_2造成肺损伤的机制之一。

Cavanagh及Guth等报告大鼠吸入NO_2后4小时已造成明显肺损伤。

NO_2是强氧化剂，因此它可能直接攻击酶，对肺易发生损伤造成ALI，救治困难，死亡率较高。

肖永营、张盛昌、Jones、Rebecca等NO_2对肺损伤进行基础和临床研究，但乌司他丁对NO_2肺损伤有效救治未见报道。

氨气中毒引起毛细血管渗漏的救治氨气中毒对呼吸道黏膜均有明显炎性渗出。表现为支气管炎，咳出粉红色泡沫样血痰。肺部满布啰音、青紫、躁动、发烧、心跳微弱。肺炎、肺水肿征十分明显。严重者肺CLS，肺泡破裂皮下气肿等。

由于氨气为水溶性高的碱性刺激性气体，吸收组织水分后碱化脂肪，引起组织溶解、坏死，故与氨气接触的身体表面都可以受到严重的化学灼伤，尤以呼吸道、口腔、眼等处湿润的黏膜为甚。氨损害呼吸道黏膜，可使气管支气管黏膜坏死脱落及支气管内膜广泛水肿、坏死及溃疡，导致大小气道阻塞。氨还可直接作用于肺泡毛细血管，使其渗透性增加，致使肺水肿和肺CLS形成较快。并且由于呼吸道损伤，肺吞噬细胞和纤毛运动受损，常可继发呼吸道感染。

积极地防治肺水肿、肺CLS是抢救生命的关键。氨吸入性肺损伤时.肺的微血管中聚集着大量中性粒细胞，可释放多种蛋白酶和超氧离子和过氧化氢等活性氧，同时还将激活体内的一系列体液、细胞及神经因素，使Ⅰ型、Ⅱ型肺泡上皮及肺泡毛细血管受到损伤，肺泡表面活性物质减少，造成毛细血管通透性增加，浆液渗漏，形成化学性肺水肿、肺CLS。中度中毒者以间质性肺水肿为主，重度中毒者表现为肺泡性肺水肿、肺CLS，其发生越早，病情越凶险。笔者认为应用乌司他丁具有一定治疗作用。而高压氧治疗也是有效治疗手段，具有提高氧分压使吸入氨对支气管肺泡损害及肺水肿、肺CLS时的通气换气功能障碍得以改善，使毛细血管外水肿液被吸收回入毛细血管，从而防止肺水肿和肺CLS。

44 特重型急性爆发性胰腺炎并发毛细血管渗漏

蒋某，男，42岁，中国台湾省人。于2009年3月5日晚餐饮高度白酒1250 g，午夜2点突发上腹部剧烈疼痛伴呕吐，急送深圳市观澜人民医院普外科就诊。查血尿淀粉酶分别为2147 IU/L、1070 IU/L，三酰甘油100.20 mmol/L，胆固醇15.25 mmol/L，血清钙1.23 mmol/L，血糖15.45 mmol/L。B超提示胰腺明显肿大，腹腔少量积液，CT示胰腺轮廓显示模糊不清，诊断急性坏死性胰腺炎。次日15时起患者开始出现躁动、神志不清、呼吸急促，四肢湿冷，无尿，立即转入ICU，体温37.1℃，心率150～170次/分，R 49次/分、BP 16.1/11.2 kPa（121/84 mmHg），SpO$_2$ 94%。再次B超提示"盆腔大量积液"，右侧卧位腹水88 mm。

午夜12点患者病情继续恶化，笔者会诊。体温40.5℃，HR 181～192次/分，血压在去甲肾上腺素支持下BP 12.5/8.4 kPa（94/63 mmHg），SPO$_2$ 93%，机械供纯氧，血钠126.3 mmol/L，血钾5.93 mmol/L，血糖25.6 mmol/L，血钙1.23 mmol/L。腹部极度膨隆，有肌紧张感，肠鸣音消失，无尿，全身肿胀，出现CLS。

笔者考虑患者有高脂血症，大量饮酒后引发特重型急性爆发性胰腺炎，全身毛细血管渗漏，已处于濒死状态，提出加强抢救力度，除原来治疗外加用以下治疗。

1）乌司他丁100万IU，每2小时1次。

2）20%白蛋白100 mL、呋塞米40 mg，每2小时1次。

3）5%碳酸氢钠250 mL。

4）胰岛素50 IU。

次日生命体征渐稳定，心率降至110次/分，其他生命体征有好转，但小便仍无，全身及腹部的肿胀没有减轻，而该医院无CRRT设备，后转入东莞市东华医院ICU行CRRT，继续使用大剂量乌司他丁和白蛋白（80 g/d），腹腔穿刺引流出血性液体。2天后病情稳定，神志转清，各种化验指标好转。一周后出院，生命体征恢复正常，转回台湾省康复治疗。整个治疗过程未用糖皮质激素和止血药。

笔者主张重症胰腺炎在急性炎症反应期SIRS时需用大剂量乌司他丁，一旦进入慢性期（腹腔假性囊肿和脓肿形成）不推荐使用大剂量乌司他丁。

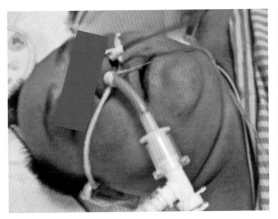

图44-1　2009年3月5日患特重型急性坏死性胰腺炎

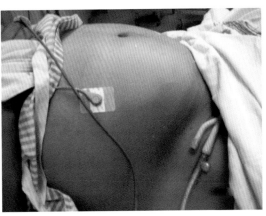

图44-2　特重型急性坏死性胰腺炎，腹胀明显

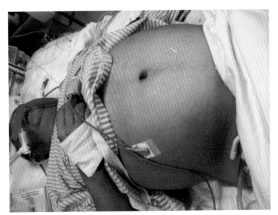

图44-3　昏迷，腹胀明显

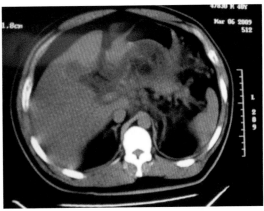

图44-4　发病初期：腹部CT显示胰腺轮廓模糊不清，但无腹水

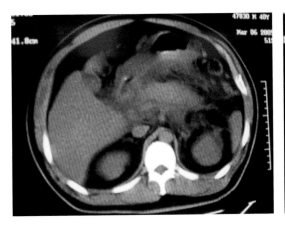

图44-5　胰液外渗

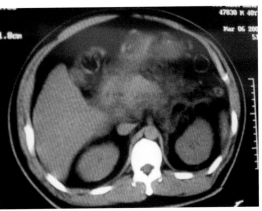

图44-6　肾脏有肿胀

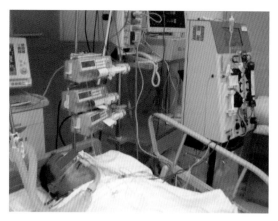

图44-7 3月7日下午7点钟转东华医院，行CRRT

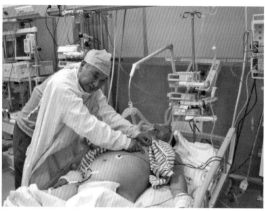

图44-8 笔者检查中

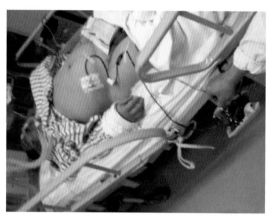

图44-9 腹部穿刺

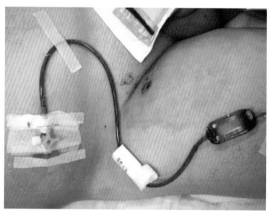

图44-10 腹腔穿刺引流出大量血性腹水

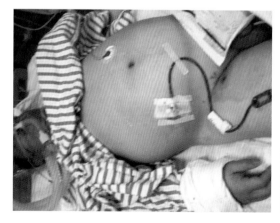

图44-11 腹腔引流血性腹水

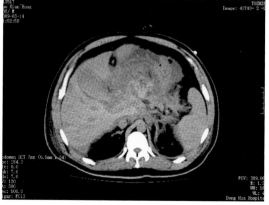

图44-12 转入东莞东华医院3月14日腹部CT影像

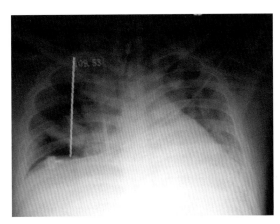

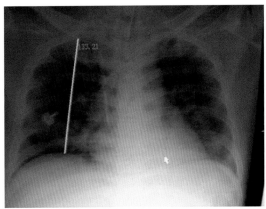

图44-13 发病初期，膈肌抬高，胸腔容量变小，少量 图44-14 行CRRT、白蛋白、乌司他丁、放腹水等治
胸水　　　　　　　　　　　　　　　　　　　　　　　　　　　疗，胸腔容量变大

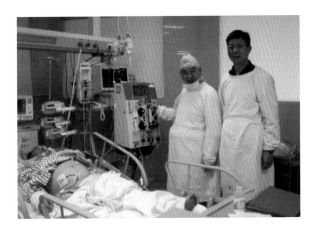

图44-15 3月14日病情稳定，转回台湾省继续治疗休养

45 重症胰腺炎早期处理的重要性

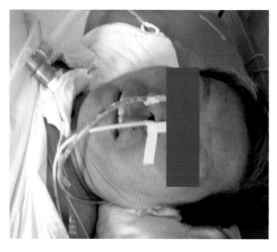

图45-1　患者竺某，男性，59岁，于2011年7月18日入上海某医院消化科

患者竺某，男性，59岁，于2011年7月18日午餐后出现上腹部疼痛，逐渐加重，呈持续性胀痛，入上海某医院消化科。无畏寒、发热，无恶心、呕吐，肛门排气排便存在。血常规WBC 8.97×10^9/L，NE 95.0%，血清淀粉酶1 300 IU/L，上腹部CT提示急性胰腺炎改变。入院后查LDH 314 IU/L，ALT 419 IU/L，TBIL 59.6 mmol/L。查体：皮肤轻度黄染。予禁食，持续胃肠减压，生长抑素抑制胰腺分泌，加倍酯抑制胰酶活性，泮托拉唑抑制胃酸，头孢哌酮舒巴坦+左氧氟沙星+甲硝唑预防感染，

生大黄刺激胃肠蠕动，以及营养支持等治疗。

3天后（2011年7月21日）患者出现呼吸频率加快，精神萎靡，四肢厥冷，腰胁部出现大片青紫色斑。心率140～150次/分，呼吸45次/分，血压16.6/10.4 kPa（125/78 mmHg）。血气分析PaO_2 8.56 kPa（64.5 mmHg），B超提示双侧胸水，腹水。血生化白蛋白32 g/L。

给予面罩吸氧，深静脉置管，补充血浆，白蛋白等胶体，抗生素改用美罗培南，同时中药芒硝外敷，乌司他丁40万IU/d，静脉滴注。

2011年7月25日20：30患者出现神志不清，血气分析提示pH 7.19，PaO_2 9.1 kPa（68 mmHg），$PaCO_2$ 10.4 kPa（78.01 mmHg），转入ICU进一步治疗。

入ICU后，刘玮主任立即给予有创呼吸机辅助呼吸，呼吸机参数为SIMV，FiO_2 100%，TV 420 mL，PEEP 0.98 kPa（10 cmH₂O），R 18次/分。使用大剂量氨溴

索促进肺泡表面活性物质的合成和分泌、小剂量低分子肝素。

患者神志转清，血气分析提示pH 5.2，PaO_2 8.4 kPa（63 mmHg），$PaCO_2$ 6.5 kPa（41 mmHg）。生化提示白蛋白19 g/L，血钙1.73 mmol/L。血常规提示Hb 111 g/L，PLT 51×10^9/L，体温38.5℃，粪常规隐血1+。笔者于2011年7月26日上午会诊，提出稳定生命体征立即乌司他丁100万IU快速静滴，之后静脉泵入200万IU/12 h，白蛋白20 g+呋塞米20 mg/6 h（15分钟内滴完），加速补钙等，建议作B超和胸腹CT检查。

腹部B超提示腹水，给予腹腔置管引流，引流出黄色腹水，引出液量约800 mL。腹水常规：外观血性，透明度：混浊，凝固性：不自凝，李凡他试验：阴性，比重：1.020，细胞总数计数：$31\,810 \times 10^6$/L，有核细胞计数$1\,810 \times 10^6$/L，中性粒细胞86%，淋巴细胞11%，嗜酸细胞1%。

复查上腹部CT检查提示：胰腺体积明显增大，密度不均匀，轮廓欠规则，胰周脂肪间隙模糊，胰腺周围见片状液性密度影，左肾前筋膜增厚。肝右叶囊肿，右肾结晶，腹水。下腹部CT显示：盆腔积液。

2011年7月30日复查血气分析提示：pH 7.47、$PaCO_2$ 4.7 kPa（37 mmHg）、PaO_2 13.3 kPa（101 mmHg）、BE 3.1 mmol/L、血钾4.0 mmol/L、血钠132 mmol/L。生化

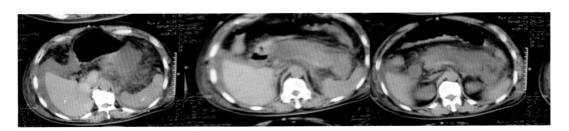

图45-2　CT检查提示：胰腺体积明显增大，密度不均匀，轮廓欠规则，胰周脂肪间隙模糊，胰腺周围见片状液性密度影，左肾前筋膜增厚

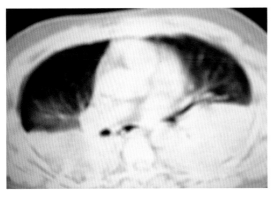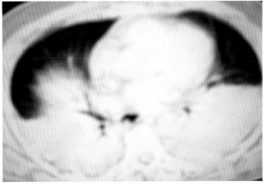

图45-3　胸部CT提示：双侧胸腔积液伴双肺下叶膨胀不全

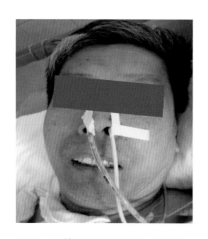

图45-4 转入ICU治疗力度加大，临床表现明显好转，生命体征稳定

检查：TP 46 g/L，ALB 26 g/L，TBIL 47.3 μmol/L，DBIL 32.1 μmol/L，ALT 22 IU/L，ALP 88 IU/L，LDH 470 IU/L。膀胱腹腔测压为18.6 kPa（19 cmH$_2$O）。

给予生大黄20片+水50 mL直肠内保留灌肠，乌司他丁400万IU/d连用3天，白蛋白2天后减量，临床表现明显好转，生命体征稳定。提示重症胰腺炎早期除常规治疗必须加大乌司他丁、白蛋白用量，阻断炎性介质细胞因子对靶器官损害，方能取得事半功倍效果。

46

AMI伴休克，合并感染性休克，毛细血管渗漏

胡某，男，74岁，于2009年12月28日因急性心肌梗死（AMI）伴心源性休克送往广东中山市人民医院，BP 9.3/6.67 kPa（70/50 mmHg），低氧血症，PaO_2 6 kPa（45 mmHg）。立即采用体外膜氧合（ECMO）支持下行冠脉造影发现右冠脉全堵塞，左冠脉严重狭窄（90%），放置5个支架，术后心脏低排出量，又采用主动内球囊反搏（IABP），心脏缺血再灌流损伤得到纠正。

2天后寒颤高温（39.5℃），白细胞$39.8×10^9/L$，四肢厥冷，采用抗生素、糖皮质激素血管活性物（多巴胺、阿拉明、去甲肾上腺素），大剂量654-2等，经2天抢救血压不升，氧饱和度下降，濒临死亡。笔者当晚前往会诊，发现患者神志淡漠，严重低氧血症，纯氧支持（SpO_2 90%），BP 5.3/2.67 kPa（40/20 mmHg）（直接测压），心率150次/分，心音低钝，双肺呼吸音低，腹胀明显，无肠鸣音，B超显示有胸腹水，胸X线片双肺毛玻璃样改变。血清白蛋白30 g/L，实为毛细血管渗漏，已处于濒死状态。

笔者立即推注多巴胺20 mg，BP很快升至13.3/9.3 kPa（100/70 mmHg），SpO_2 98%，停用654-2和糖皮质激素，改用乌司他丁100万IU，半小时内快速滴注，连续2次，

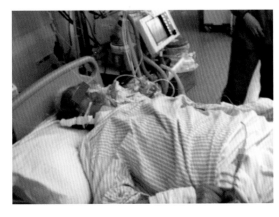

图46-1 患者因急性心肌梗死（AMI）伴心源性休克入院

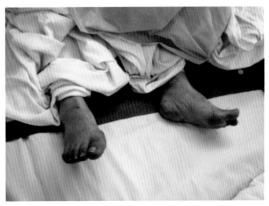

图46-2 肢端绀冷

后改为100万 IU，每2小时1次，共用5次。白蛋白20 g，15分钟内快速滴注，连续两次；加大床旁超滤和抗生素的剂量，2小时排水2 000 mL，BP反而上升，心率减慢至100次/分，生命体征稳定，讨论后将乌司他丁剂量改为400万 IU/d，白蛋白80 g/d，继续治疗。

次日，升压药基本停用，生命体征稳定，神志有反应。该院心血管科年轻副主任医师李某惊呼"奇迹般好转"，并询问治疗方法来源，笔者答"系多年临床实践探索而来"。救治半个月，生命体征稳定、神志清楚，心、肺、肾、胃肠等器官功能恢复正常。

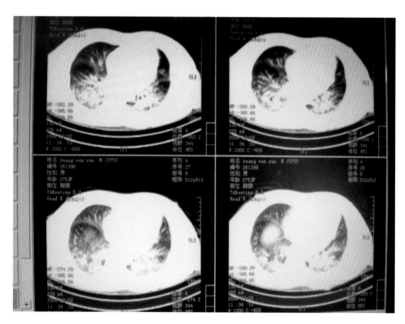

图46-3 CT提示双肺大量渗出

【讨论】

急性心肌梗死（AMI）是指冠状动脉急性闭塞，血流中断，所引起的局部心肌的缺血性坏死，临床表现可有持久的胸骨后疼痛、休克、心律失常和心力衰竭，并有血清心肌酶增高以及心电图的改变。AMI是冠心病严重临床类型之一，病死率高，特别是合并急性肺水肿，住院期间病死率可高达38%。

AMI并发急性肺水肿的机制：冠状动脉粥样硬化造成管腔狭窄和心肌供血不足，而侧支循环尚未建立时，如果心肌缺血加重则易发生心肌梗死。AMI时血供减少，组织缺血缺氧，使得肺毛细血管内皮细胞受损，血管通透性增加，水分和晶胶体从肺毛细血管中渗透到组织间隙，引起肺水肿，而肺水肿形成后更加重了肺毛细血管缺氧，形成恶性循环。因此，改善缺血缺氧、修复受损毛细血管内皮细胞可以从根源上改善毛细血管渗漏。找出诱因、处理原发病可改善组织缺血缺氧的状态；修复受损毛细血管内皮细胞可通过药物治疗实现。

本例患者初期采用大剂量糖皮质激素和大剂量654-2（人工合成山莨菪碱）治疗，未取得理想效果，后换用大剂量乌司他丁才使得毛细血管渗漏得以控制。山莨菪碱（anisodamine）是我国特产茄科植物山莨菪（scopolia tangutica maxim）中提取的一种生物碱，化学结构为托品酸-6β-羟基-3α-托品酯，通称654。一般其天然品称为654-1，用人工合成方法制得的产品称654-2。目前，临床上常用的是合成的消旋山莨菪碱，为毒蕈碱（M）胆碱能受体阻断剂。主要具有松弛平滑肌、解除血管痉挛（尤其是微血管）而改善微循环、抗休克、扩瞳、抑制腺体分泌和镇痛、调节自主神经、细胞保护等作用。654-2改善微循环的机制可能为：抑制血栓素A_2的合成，抑制血小板及粒细胞的聚集；增强微血管的自律运动，使微血管血流速度加快和血流量增加；增加红细胞膜的流动性，使红细胞的变形能力增强；扩张血管等。但上述可能的作用机制未提到654-2改善微循环的作用与引起微血管内皮损伤的血管活性物质（如NO、PGI_2等）及炎性介质（如TNF-α、ILs等）释放的关系，笔者据多年临床经验认为，654-2可通过扩张血管、抑制血小板聚集等在一定程度上改善微循环，但是对改善血管通透性、修复损伤血管内皮细胞方面作用不大，故在治疗CLS时疗效不明显。经多年临床实践，大剂量654-2由于具有松弛、麻痹平滑肌、引起胃肠活动障碍、肠屏障破坏、加重腹胀和肠源性感染等，对机体不利；笔者发现蛋白酶抑制剂乌司他丁具有抑制多种蛋白酶对器官损害并能清除氧自由基、炎性介质和细胞因子等对内皮细胞的破坏，具有修复毛细血管内皮细胞的作用。徐州医学院从动物实验中发现乌司他丁能减轻急性肺损伤时肺毛细血管内皮的病理改变和炎性介质及细胞因子减少具有修复作用。本病例采用乌司他丁修复毛细血管内皮细胞取得了良好的临床疗效。

47 脂肪栓塞综合征

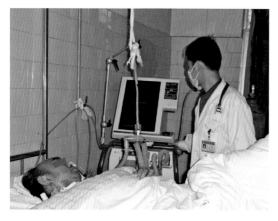

图47-1 下肢长骨骨折，脂肪栓塞综合征，ARDS救治中

李某，男，39岁。2005年11月11日6时车祸致右股骨、右胫腓骨粉碎性骨折。同日17时入镇江解放军359医院ICU。14日16时突然出现咳嗽、胸闷、呼吸困难，呼吸频率渐升至60次/分左右，经皮 SO_2 渐降到60%。心率130～140次/分。血压75/40 mmHg。急诊床边胸X线片示"暴风雪样"改变，CT示两肺弥漫性浸润改变。

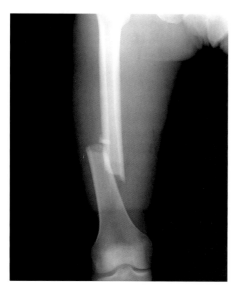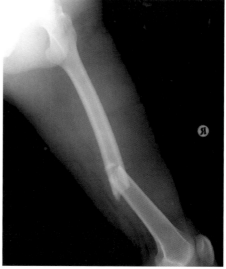

图47-2 股骨骨折

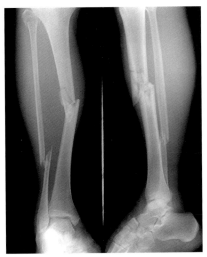

图47-3　胫腓骨折

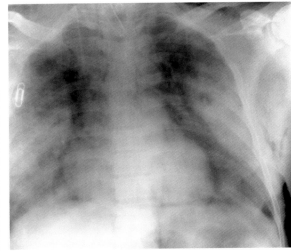

图47-4　肺暴风雪改变ARDS

血气：PaO_2：45 mmHg, $PaCO_2$：56 mmHg。pH 7.15，为急性脂肪肺栓塞引起严重低氧血症。行气管切开、机械通气，潮气量420，PEEP 18 cmH_2O，氧浓度90%，甲强龙120 mg，每6小时1次，静滴、多巴胺维持血压，但病情仍难以控制。

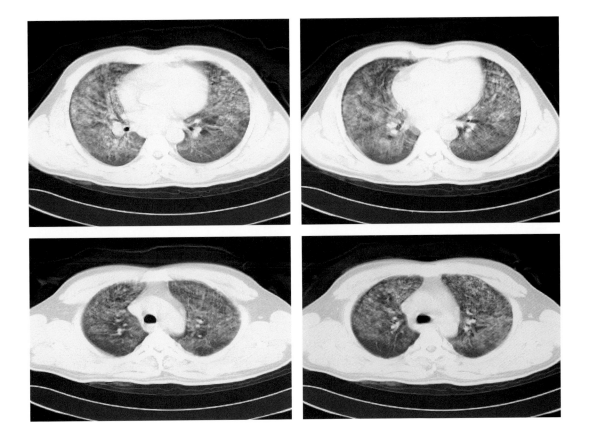

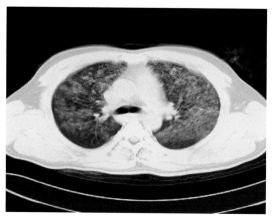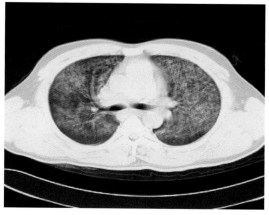

图47-5　脂肪栓塞综合征的肺部CT表现

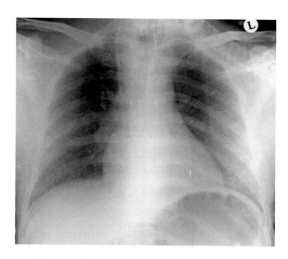

图47-6　胸X线显示，肺改变，呼吸功能恢复

笔者会诊后加用乌司他丁，30万IU，每6小时1次。白蛋白20 g+呋塞米20 mg，每8小时1次，快速滴入。

经上处理，经皮SO$_2$升至95%。血气分析：PaO$_2$：67 mmHg，PaCO$_2$：64 mmHg。pH 7.27。自主呼吸35次/分。有血性气道分泌物。心率120次/分，血压112 ～ 150/60 ～ 90 mmHg。

甲强龙加大至280 mg，每6小时1次，乌司他丁60万，每6小时1次。白蛋白20 g+呋塞米40 mg，每6小时1次。其他治疗不变。

17日病情改善并渐稳定。氧合改善并渐趋于正常。12月2日，完成骨科内固定术，病情稳定，康复出院。

48 急性肺梗塞误诊为脂肪栓塞

　　李某，女，52岁，2009年2月份摔跤发生胫骨骨折，住浙江某医院，行牵引固定10天，行内固定术，手术简单顺利。2小时后患者突觉胸闷，出冷汗，血压下降至70/50 mmHg，紧着发生呼吸困难，低氧血症（PaO_2 45 mmHg）。考虑骨科手术后发生脂肪栓塞综合征，血压用去甲肾上腺素仅能维持到80/60 mmHg，呼吸机纯氧吸入SPO_2 90%。

　　笔者检查发现神志不清，四肢厥冷，皮肤紫绀，颈静脉怒张，心音低钝，心率160次/分，右侧呼吸听不清，无罗音，肝肿大2 cm，腹水，心电图显示电轴右片ST-T不改变，实验室检查白细胞$15×10^9$/L，N 85%，D-二聚体为正常的20倍。笔者考虑为肺梗塞，建议立即摄胸X线片，结果右胸大量积液，穿刺为血性液体，尔后左侧也出现血性胸水（3小时内双侧胸腔放出血性液体5 200 mL），临床医生一致意见为急性肺梗塞。次日死亡。

笔者的体会

　　（1）脂肪栓塞综合征都发生在长骨骨折后（尤其是粉碎性骨折），6小时到3天为好发时间段，也可在手术时或手术后发生，多以呼吸困难，严重低氧血症为主要临床表现。

　　（2）肺梗塞常以胸痛（常伴出冷汗）、晕厥、咯血、血压下降，多数有呼吸困难，低氧血症等临床表现。实验室检查D-二聚体急剧升高为重要依据。

　　（3）结合该病例以休克为主，病情进展迅速，一切支持治疗效果不显著，特别是D-二聚体的升高更能确诊，胸腔大量的出血常为肺梗塞，不能归为脂肪栓塞。

【讨论】

　　脂肪栓塞综合征的早期诊断较困难，当肺和脑症状出现严重低血氧又不易被一般氧疗所纠正、皮肤出现瘀点、肺X线片改变、意识障碍等状况时应予警惕。

　　首先对骨折肢体行充分有效固定，并纠正休克，但输血、输液过程要防止肺水肿发生。除亚临床型脂栓征可用鼻导管和面罩给氧外，对爆发型和典型FES需行气管插管或切开行机械辅助呼吸，调节各种参数，加强吸氧浓度，使SaO_2达95%，PaO_2达80 mmHg。

　　肾上腺皮质激素能解除肺血管痉挛、抗炎和减轻肺水肿；乌司他丁能抑制粒细胞弹性蛋白酶、减轻肺组织炎性浸润，对于保护肺部气体交换功能有利。通过应用大剂量白蛋白+呋塞米，有利于改变血液渗透压，促使肺泡与肺间质水肿液的吸收排出，对于纠正低氧血症和脑水肿减轻有裨益，有关乌司他丁治疗FES未见报道。

　　早期高压氧治疗是近年来治疗FES成功的重要举措之一。其主要作用机制是：

　　（1）提高血氧分压、血氧含量和脑组织的氧贮备，从而迅速改善病灶区域供氧，改善有氧代谢增加能量，减少酸性代谢产物。

　　（2）增加脑组织内毛细血管氧弥散半径。

　　（3）改善微循环。可通过增强红细胞可变性，调整血液凝固系统，降低血液黏度。改善微循环调节功能等。

　　（4）控制脑水肿，降低颅内压从而减轻脑损伤。

　　（5）刺激病灶内毛细血管新生，以促进侧支循环建立。

　　（6）恢复缺血半暗区的细胞功能。

　　（7）增加吞噬细胞的吞噬能力，以清除梗死灶内坏死神经元、胶质细胞、血管内皮细胞基膜、各种纤维髓鞘，以减轻炎性反应对细胞的损害。

　　（8）减少或消除无氧代谢。

　　（9）改善脑干网状激活系统功能，促进昏迷患者觉醒。

　　临床上值得注意的是，骨科手术后发生血压下降、呼吸困难、氧饱和度降低，常诊断为脂肪栓塞综合征。

　　笔者2008年内发现3例急性肺梗塞而误诊为脂肪栓塞综合征，例如：李某，女，53岁，胫骨骨折，10天后行内固定术，2小时后突然发生不明原因的血压下降，升压药效果不佳，而后呼吸困难，低氧血症，心脏骤停。CPR后，血压和氧饱和度很难以维持，笔者会诊时提出：骨科手术创伤很小，但是，临床表现不是以缺氧为主，而以休克为突出表现，体检发现右侧呼吸音听不到，认为胸腔可能有大量积液，立即摄胸X线片和超声发现右侧胸腔大量积液。建议胸腔穿刺，流出大量的血性液体2 000 mL，而后左侧叶发现有胸水，4小时内双侧胸腔引流出5 000 mL鲜红色液体，为肺梗后出血所致，并不是脂肪栓塞。

49 严重烧伤低氧血症的处理

李某，女，32岁，于2007年10月30日午夜2时，其住宿在六楼，闻到有煤气味后在5楼找到煤气泄漏的房间，打开电源开关后立即燃烧爆炸，当时4楼2人当即死亡，伤5人。李某烧伤面积30%，其中Ⅱ度Ⅲ度各15%，同时存在闭合性颅脑伤，颅底骨折（耳鼻流血），右胸爆炸伤（血气胸），L3粉碎性骨折。立即送西安某院抢救。

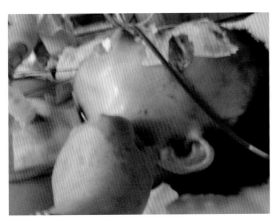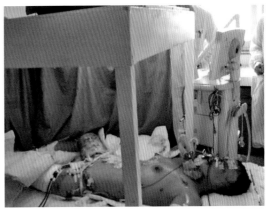

院长成立抢救组，院长任组长，全力抢救。呼吸困难，低氧血症，行气管插管时突然心脏停搏，经15分钟抢救，CPR成功。经一周的抢救，血压下降，采用多巴胺160 mg，肾上腺素2 mg，加入50 mL葡萄糖液，快速泵入（64 mL/h），血压仅能维持86/46 mmHg，吸氧浓度90%，氧分压仅能达到50 mmHg，全身浮肿，毛细血管渗漏。11月5日晚电告笔者请求会诊。请同道们进行探讨如何诊断。

【讨论】

于2007年11月5日晚，接到电告后建议采用大剂量乌司他丁、白蛋白，加强利尿脱水，其治疗效果见下表。

全身毛细血管渗漏救治血气和瞳孔变化

时间	PH	PaCO$_2$（mmHg）	PO$_2$（mmHg）	BE	SO$_2$%	瞳孔
6/11 2：00	7.363	38	50	−4.7	83.5%	9 mm
6/11 12：50	7.293	46	68	−4.8	90.3%	9 mm
6/11 17：40	7.344	39	69	−4.5	92%	9 mm
7/11 5：56	7.408	35	127	−2.4	98.8%	8 mm
7/11 15：00	7.416	34	103	−2.4	97.9%	7 mm

11月5日22点之前每日应用乌司他丁240万IU，11月5日22点开始应用大剂量乌司他丁100万IU，白蛋白20 g，纳洛酮4 mg（"三大炮"）每6小时一次，加快CRRT排水，11月6日18时开始加大剂量，每4小时一次，次日全身浮肿明显消退，血压稳步上升，血气指标显著好转，全身各脏器功能有所改善，烧伤科医生认为是"奇迹般好转"，但笔者认为该患者已处于接近脑死亡，无恢复的可能性。

50 创伤后出现急性心肌梗死的处理

　　李某，男，63岁，2005年3月2日发生车祸，左小腿胫腓骨折，脱袜式皮肤剥离，大量渗血。术中出现创伤失血性休克，经止血补液输血升压等治疗，病情一度稳定，2天后出现胸闷、胸痛，确诊急性心肌梗死（前壁），合并心源性休克，鉴于术后创面出血渗液多，未用溶栓，仅用小剂量普通肝素（50 mg/d）、止痛、扩张血管、升压（多巴胺 多巴酚丁胺）、活血化瘀、乌司他丁（20万 IU，每6小时1次）等治疗，未发生创面渗血，病情稳步好转，生命体征稳定，未见恶性心律失常，转整形外科，植皮

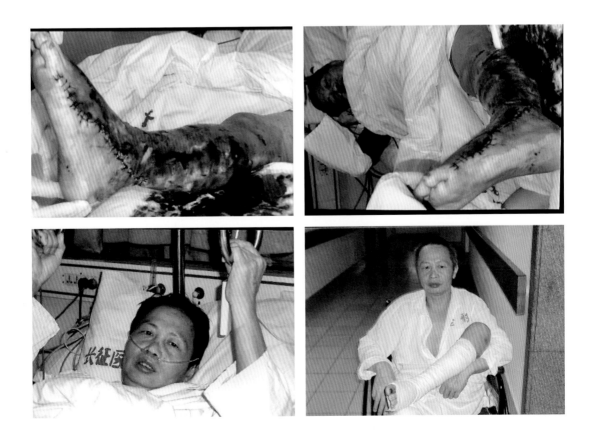

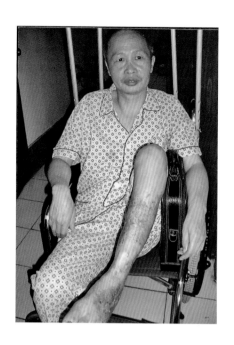

成功，恢复良好，健康出院。

两月后，植皮成功，恢复良好，健康出院。

51 心脏骤停42分钟，心肺脑复苏

袁某，男，17岁，于2020年9月某日早晨在学校参加国旗升旗仪式，突然心脏呼吸骤停，当时未行心肺按压42分钟救护车到，查心电图发现室颤，连续除颤2次心脏复跳，行气管插管人工呼吸，经舟山人民医院救治1周无效，后经上海长征医院急诊、重症医学科李文放副主任同意转送至上海长征医院，由何超副主任负责救治。景炳文教授建议赶快行高压氧治疗抢救，由于国庆节，上海高压氧舱不开诊，景教授联系南京紫

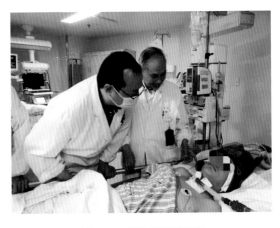

图51-1 景教授查看病房

金医院葛江平院长，同意可转院，87岁高龄景教授亲自护送，并行大剂量乌司他丁滴

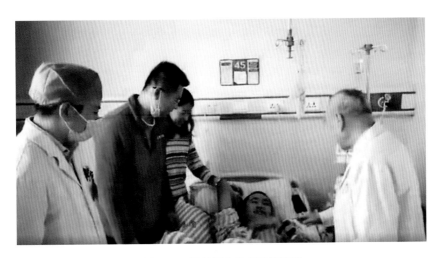

图51-2 景教授为患者讲解病情

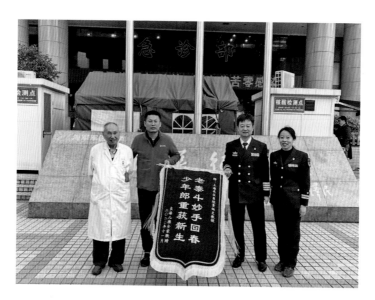

图51-3　左一：为景炳文教授；右二：为张殿勇院长

注。到苏州时发生低氧血症，该患儿意识不清，经景教授告知可能呼吸道管道纤曲压迫缺氧造成，检查后确实如景教授所述，经对症治疗后好转，到南京紫金医院行高压氧舱治疗3次，呼吸回复，拔除插管，而后转回上海行每日乌司他丁400万IU，强化高压氧舱每日2次，逐渐离舱。本患者直至2022年9月1日又回学校上学。

52 心肺脑救治成功

　　李某，女，14岁，因车祸多发伤主要脑受伤，经ICU严密观察检查救治，在行高压氧舱治疗发生过敏，病情加重，经43天救治无效。请景炳文会诊，提出方案治疗，景教授建议应给小孩生存机会，用大剂量乌司他丁每日400万IU治疗，2周后小孩救治苏醒可正常交流，痊愈回家。

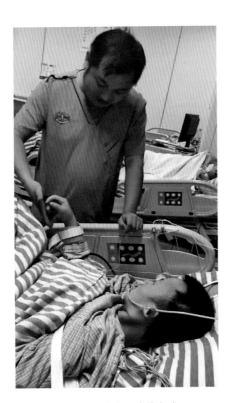

图52-1　患者逐步恢复中